지압·뜸·모 침에 의한 즉효 60경혈

은광사

*읽기 전에

내가 국민학교 3학년 어느 날에 경험한 일이다.

그날밤 어머님께서 심한 위통을 일으켰다가 아버님께서 간호하여 간신히 진정이 되었다. 그 후 기후의 변화가 있거나 정신적인 스트레스가 쌓이면 어머님께서는 심한 통증을 일으켰읍니다. 그것이 바로 위경련이었읍니다.

이 위경련은 10여년이 지난 후 내가 의과대학을 졸업할 때까지 계속되었읍니다. 처음에는 아버님께서 어머님에게 진통제를 썼으나 습관성이 될까 걱정이 되어서인지 나에게 주물러 드리든가 눌러드리든가 진심전력을 하여 가능한한 약을 사용하지 않았읍니다.

이럴 때에 위에 피부분절의 닿는 추골(椎骨)(제11~12흉추 제1~2요추의 높은 부위)의 양쪽을 엄지손가락과 둘째손가락으로 눌러드리면 위에 통증이 줄어든다고 하였읍니다. 내가 누르고 있으면 또 다른 부위를 눌러보라고 어머님께서는 주문을 해왔읍니다. 이 일로 해서 나는 지압의 개념을 알게 되었읍니다.

코의 피가 나오면 출혈하는 혈관을 누르기 위하여 종이를 비벼서 코속을 막는 방법도 있으나 후두부를 손으로 때리거나 흉부의 양쪽을 강하게 누르면 잘 그치는 것을 누구나 한번쯤은 경험을 하였을 것입니다.

여기에서 최상의 지압과 같은 것이 있을 것입니다. 머리의 뒤통수의 움푹 들어간 곳을 백회(百會)라고 말하나 옛날 사람들은 여기에 있는 털을 세 개만 뽑으면 코피가 그친다고 하였으며 이것은 똑같은 해석이 되는 것입니다.

동양에서는 몇 100년전 옛날부터 병의 예방을 위하여 침과 뜸을 인간의 경험으로 만들어 놓은 것입니다.

이러한 것은 현대과학의 귀납법(歸納法)이 아니라 직감적으로 느끼는 것이므로 처음부터 정해 놓은 것이 아니라 현대인에게는 잘 납득이 안가는 것이다. 그러나 확실한 것은 효과를 볼 수가 있다는 사실이다. 병은 치료가 될 수 있다는 사실을 버리면 이해가 될 것이다.

이 책은 일상 가정에서 누구나가 할 수 있게 지압 및 뜸, 즉효에 대한 취급법을 그림과 같이 상세하게 설명하였고 거기에 일정한 손놀림을 시행하는데 있어서 병이 치료될 수 있도록 해설한 책이다.

일반 사람에게 알기 어려운 지압 및 뜸 즉효의 위치를 실기의 사진으로 소개함과 동시에 특히 잘듣는 60경혈을 찾아 응급처치는 물론 만성의 병에도 효과가 있도록 편집하였다.

✱ 차 례

- 감수자의 말 ··· 6

경혈과 경락의 의의(동양의학의 지혜) ················ 9

경혈요법의 기본은 경혈의 위치를 정확히 찾는 것 ··· 10

가정에서 할 수 있는 훌륭한 경혈의 자극법 ········ 14
　✱ 침에 의한 치료법
　✱ 뜸·온구에 의한 자극
　✱ 지압에 의한 자극
　✱ 맛사지에 의한 자극

매일의 건강을 위해서 네가지의 기본 조정점 ······ 16
　✱ 신유 찾는 법
　✱ 간유 찾는 법
　✱ 비유 찾는 법
　✱ 족삼리 찾는 법

몸과 마음이 상쾌한 경혈자극요법 ···················· 19

병별, 자신이 치료하는 경혈 ···························· 20
　고혈압✱풍시의 경혈잡는 법 • 20
　감기✱풍문의 경혈잡는 법 • 22
　간장병✱기문의 경혈잡는 법 • 24
　만성위통✱중완의 경혈잡는 법 • 26
　천식✱중부의 경혈잡는 법 • 28
　변비✱복결의 경혈잡는 법 • 30

저혈압, 빈혈 *심유의 경혈잡는 법 • 32
축농증, 비염 *상성의 경혈잡는 법 • 33
두드러기 *견우의 경혈잡는 법 • 34
치질 *공최의 경혈잡는 법 • 35
여드름, 부스럼 *관원의 경혈잡는 법 • 36
종기 *합곡의 경혈잡는 법 • 37
생리불순 *혈해의 경혈잡는 법 • 38
냉증 *복류의 경혈잡는 법 • 39
발의 붓기, 달아오르기 *용천의 경혈잡는 법 • 40
야뇨증, 빈뇨 *중극의 경혈잡는 법 • 41
허약체질 *명문의 경혈잡는 법 • 42
밤에 우는 병, 간기 *신주의 경혈잡는 법 • 43

굳기, 마비를 없애는 즉효경혈 ········ 44

40견 · 50견 *천종의 경혈잡는 법 • 44
허리통증, 삔허리 *대장유의 경혈잡는 법 • 46
두통, 머리가 무겁다 *백회의 경혈잡는 법 • 48
목의 굳기 *천주의 경혈잡는 법 • 50
어깨 굳기 *견정의 경혈잡는 법 • 51
무릎의 통증 *곡천의 경혈잡는 법 • 52
얼굴의 통증 *하관의 경혈잡는 법 • 54
팔꿈치, 팔의 마비, 통증 *곡지의 경혈잡는 법 • 56
다리관절의 통증 *환조의 경혈잡는 법 • 58
좌골신경통 *위충의 경혈잡는 법 • 60
가슴통증, 늑간신경통 *내관의 경혈잡는 법 • 62
기침, 목의 통증 *척택의 경혈잡는 법 • 63
치통 *온류의 경혈잡는 법 • 64
손이나 손가락의 마비 *외관의 경혈잡는 법 • 65
생리통 *삼음교의 경혈잡는 법 • 66
만성피로, 기억력감퇴 *지실의 경혈잡는 법 • 67

스트레스 해소, 활력배양 경혈 ········ 68

기분의 안절부절 *신문의 경혈잡는 법 • 68
정력증진 *기해의 경혈잡는 법 • 70

불감증＊차료의 경혈잡는 법 • 72
임포텐쯔＊내혁의 경혈잡는 법 • 74
불면증＊행간의 경혈잡는 법 • 75
식욕부진＊천추의 경혈잡는 법 • 76
금연효과와 비만방지＊교감, 신문, 폐, 기점의 경혈잡는 법 • 77

신경이 쓰이는 증상의 해소경혈 ……………… 78

현기증, 어지러움증＊중저의 경혈잡는 법 • 78
귀울림＊이문의 경혈잡는 법 • 79
동계, 숨참＊단중의 경혈잡는 법 • 80
소화불량, 구토＊상구의 경혈잡는 법 • 81
설사＊양구의 경혈잡는 법 • 82
눈의 피로＊객주인의 경혈잡는 법 • 83
가성근시＊광명의 경혈잡는 법 • 84
숙취＊풍지의 경혈잡는 법 • 85

외출, 여행의 응급처치 경혈 ……………… 86

잠을 잘못 잔 것＊후계의 경혈잡는 법 • 86
딸꾹질＊격유의 경혈잡는 법 • 87
차멀미＊내정의 경혈잡는 법 • 88
쥐가 났을 때＊양릉천의 경혈잡는 법 • 89

생활용품을 사용한 경혈자극 ……………… 90

즉효경혈 60혈 색인 ……………… 94

동양의학의 지혜

경혈과 경락의 의의

　동양의학에서는 인간이 살아가는 것도 자연현상의 하나로서 취급한다. 해가 동쪽에서 뜨고 서쪽으로 지며 물은 높은 곳에서 낮은 곳으로 흐르고 초목은 봄이 되면 꽃을 피운 후 열매를 맺고 그리고 시들듯이 인간도 또한 자연의 섭리에 따라 태어났다가 언젠가는 흙으로 돌아가는 것이다. 자연계에 폭풍이나 비바람이 불듯이 인간의 몸 상태도 좋을 때와 좋지 않을 때가 있어 병이라는 형태로 나타나는 이것들에 대해서 어디까지나 자연의 이치에 맞도록 치료를 하는 것이 동양의학의 근본이라 할 수 있다.

　병을 자연의 섭리에 따라 고친다는 것은 특별히 깊은 의학적, 과학적 지식이나 전문적인 기술을 필요로 하는 것이 아니므로 치료의 요령만 터득하면 가정에서도 간단히 치료를 할 수가 있다. 또한 병의 예방이나 건강유지에도 좋다는 것이 동양의학의 커다란 장점이라고 할 수가 있으며 거기에다 병의 원인이 된다는 양에 의한 부작용이나 후유증 등의 염려도 없다. 누구나 갖고 있는 자연치유력을 높여 정상적이며 건강한 상태로 되돌리는 것이 목적이므로 시일이 오래 걸리는 단점이 있지만 그 반면에 만성병이나 불치병도 때로는 놀라울 정도로 효과를 볼 수가 있다.

　동양의학에서는 장부(臟腑)라는 사고 방식이 있어 인체의 기능(내장)은 6장 6부로 나누고 있다. 6장이란 폐·비장·심장·신장·간장·심포(心包)를 말하고 6부란 대장·소장·위장·방광·담·삼초(三焦)를 말한다. 심포·삼초라는 말은 귀에 생소한 듯한 말인데 심포란 사람이 살아가는 데에 가장 중요한 심장을 싸고 있는 장기를 가정하고 심장과 함께 혈액 순환의 작용을 하는 혈관 등을 총칭한 것이라고 생각하면 된다. 삼초라는 것은 독립한 기관이 아니라고 한다.

　주, 에너지 대사의 근원은 세 가지(호흡기관, 소화기관, 비뇨배설)로 나누어서 생각한 것이며 현대의 생리학에서는 임파계를 말하고 있다고 생각된다. 또 비장도 현대의 해부 생리학에서는 비장이 아니라 췌장을 가리키고 있다고 생각하는 것이 마땅하다.

　이처럼 6장 6부는 인간의 생명에 있어서 중요한 작용을 하고 이 6장 6부를 돌아서 기혈(氣血)이라는 일종의 에너지를 배급하고 있는 순환계가 돌아다니고 있으며, 이것이 후자에 말한 경락이라는 것이다.

　그래서 다음에 경혈이 되지만 경혈의 수는 중국의 옛사전에는 365여개나 있다고 하며, 어떤 일정한 규정으로 인체의 각 부분에 퍼져 있다.

　경혈은 기(氣)라는 눈에 보이지 않는 일종의 에너지가 출입하는 곳이 분명하며 앞서 말한 6장 6부와 관계가 있어 체내에 이상이 생기면 이것과 관계가 있는 점 즉, 경혈에는 어떠한 반응이 나타난다고 생각하고 있다.

　이와같이 병의 반응으로서 신체의 여기저기에 나타나는 경혈이라는 점을 앞에서 말한 6장 6부의 기능에 따라서 각각 체계화하여 연결한 것이 바로 경락이다. 그러므로 인간의 신체에는 6장 6부, 합해서 12개(좌우 대칭이므로 24개)의 정경 12경이라는 경락이 있고 이밖에 기경(奇經) 8맥이라는 8개의 경락이 가로·세로로 흘러서 정경을 연결하고 있다. 정경은 메인스트리트, 기경은 이것들을 연결하는 바이패스라 할 수가 있을 것이다.

　이 12의 경락을 콘트롤하는 6장 6부의 이름의 위에 붙여 ①폐경 ②대장경 ③위경 ④비경 ⑤심경 ⑥소장경 ⑦방광경 ⑧신경 ⑨심포경 ⑩삼초경 ⑪담경 ⑫간경이라 불리우고 있다. 생명활동에서 매우 중요한 기(氣)라는 에너지는 폐장을 통하는 폐경에서 출발하고 앞에서 말한 순서대로 경락을 돌아서 마지막에 간경에 도달하고 그리고 또 폐경을 되돌아가는 등 신체 속을 순환하고 있다.

　경혈과 경락의 관계를 알기 쉽게 설명하면 역과 선로와 같은 관계로 표현할 수 있을 것이다. 어느 선로(경락)에서 사고가 생겨 열차(기)가 다니지 못하게 되었을 때(병의 발생) 가장 가까운 역(경혈)을 기점으로 복구작업(치료)을 시작한다는 것이다. 그러나 때로는 아주 떨어져 있어 보기에는 관계가 없는 것 같은 장소가 교통혼란(병)의 원인일 때도 있다. 예를 들면 치질을 머리의 꼭대기 백회혈(百會穴)이라는 경혈로 고치는 일이다. 이것도 경락이라는 선을 더듬어가면서 연결이 되는 것이다. 그러므로 경혈 치료를 하는 데에는 경락의 지식이 있어야 한다.

경혈요법의 기본은
경혈의 위치를 정확히 찾는것

 기술한 바와 같이 사람의 몸에는 6장 6부의 명칭이 붙은 정경(正經)이라는 12개(좌우 합해서 24개)의 경락이 이어져 있다. 또한 독맥(督脈)과 임맥(任脈)이라는 특별한 두 개의 경락이 후정중선(後正中線)과 전정중선(前正中線) 등 가운데를 지나는 선과 가슴이나 배의 한가운데를 지나는 선을 교차하고 있다. 이 14개의 경락이 6개의 형태로 맺어져 있고, 이것들 모두를 기경(奇經)이라 하며 앞서의 독・임 두 개의 기경을 합쳐서 기경 8맥이라 말한다. 12개 정경과 독・임 두 개의 기경의 14경락 위에 있는 경혈이 정혈이라고 일컫는 경락 외의 경혈이 있고 최근에는 계속 새로운 기혈이 발견되고 있다.
 이것들의 경혈이 신체의 부소에 따라서는 1cm도 떨어져 있지 않는 곳에 배열되어 있을 때도 있으므로 각각의 경혈 위치를 정확히 찾는 것도 경혈 치료를 하는 데에는 가장 중요시해야 할 문제이다.
 그러기 때문에 여기서는 누구든지 찾기 쉬운 방법의 기술을 시도하고 있으며 구체적으로 말할 수 있는 경혈찾는 법의 비결에 대해서 말하기로 한다.
 먼저 경혈은 대개가 피부 위에서 둘째 손가락으로 눌렀을 때에 들어간 듯한 느낌이 드는 곳에 있으며 근육과 근육이 교차하거나 배열되어 있을 때의 경계선 혹은 근육과 건(腱), 근육과 뼈의 경계점 등에 해당된다. 이밖에 반대로 높이 솟아 있는 곳에 있을 수도 있다.
 경혈의 명칭도 이것들이 어떤 신체 부위의 특징과 관계가 깊은 것이 많으므로 이름을 외워두는 것도 좋은 방법이다. 가령 경혈의 어떤 부위가 낮게 들어간 곳에는 그 들어간 상태에 따라서 계곡이나 시내, 호수, 연못이라는 글자가 그 경혈 이름에 붙쳐져 있다. 또 뼈나 근육이나 건의 경계선에 있는 경혈에는 奧字가, 혹은 높게 솟아 있는 곳에는 구(丘)나 능(陵)이라는 명칭을 많이 사용하고 있다.
 다음은 대개의 경혈이 자극에 대해서 대단히 민감하다는 것이다. 피부를 손으로 꼬집으면 주위의 다른 부분은 심한 통증을 못느끼는데 경혈 부위는 예리한 통증을 느끼게 된다. 또 손가락에 힘을 가해서 피부 위를 눌러가면 경혈 이외에서는 느끼지 못한 강한 통증을 느끼거나 통증을 느끼지 않을 정도의 약한 압력으로 통증을 느끼는 일이 있다. 이것들의 통증을 압통(壓痛)이라 하며 손가락 끝으로 압통이 있는 부위를 찾는다는 것은 경혈 찾는 법에서 매우 중요한 방법의 한가지이다. 손가락 끝으로 피부를 강하게 눌렀을 때, 통증을 느낌과 동시에 주위의 다른 곳에 아픔과 같은 감각이 들거나 부어오르는 느낌이나 저림을 느낀다면 바로 경혈이 있다는 증거이다.
 1950년 일본인 故 甲谷義雄醫學博士는 피부에 약한 전류를 통했을 때 경혈에서는 주위의 다른 피부와 비교해서 저항이 작고 전류가 잘 통한다는 것을 세계에서 처음으로 실증했다. 「良導絡」의 탄생이며 이것에 의해 침구의 과학화에의 길이 트였다고 할 수가 있다. 정확한 경혈을 찾는데 「良導絡」과 같은 전기 탐색기를 쓰는 것도 좋은 방법이라고 할 수 있다.
 또 경혈에서는 피부 온도에 변화가 있다는 것이 알려져 있다. 주위에 비해서 열이 없는 곳, 반대로 열이 많이 나는 곳도 경혈이다.
 본문 중에 경혈의 위치를 잡을 때 1횡지(橫指)든가 2횡지라는 말을 사용하고 있는데 이것은 길이의 단위이며 골도법(骨度法) 또는 동신(同身) 치수라고 흔히 불리는 것이다. 1횡지라고 하는 것은 엄지 손가락의 제일 굵은 부분에 옆폭을 말하고 2횡지라는 것은 둘째 손가락과 가운데 손가락을 세운 제 2관절의 폭(3횡지, 4횡지를 그림에 표시)을 말한다. 어린이와 어른, 남성과 여성, 뚱뚱한 사람과 마른 사람 등 체격에 따라서 경혈의 위치는 약간 달라지지만 어디까지나 본인의 폭으로 잡으면 되는 것이며 이 기준법은 그것에 적응한 것이라 할 수가 있다. 또 「치(寸)」이라는 단위도 사용하지만 이것은 본인의 엄지손가락의 제일 굵은 부분 횡폭 또는 가운데

손가락의 제1~제2 관절간의 길이를 한치로 하고 있다. 즉 1횡지를 말하며 그 절반을 「5푼」이라 말한다.

또 경혈을 찾을 때 기준이 될 수 있는 가장 대표적인 골격을 알아두는 것도 좋은 방법이다.

사람의 신체를 지탱하고 있는 커다란 등골, 이것을 척추라 하며 척추는 등골뼈라는 몇 개의 뼈가 이어진 것이다. 등골뼈란 신체에 따라 경추(頸椎), 흉추(胸椎), 요추(腰椎)의 세 가지로 나누어지며 경추는 7개, 흉추는 12개, 요추는 5개가 있다.

먼저 경추는 목을 앞쪽으로 굽혔을 때 목 뒤에 크게 튀어나온 뼈가 있다. 이것이 제7경추의 극돌기(棘突起)라는 등골뼈에 붙어 있는 뽀족한 뼈이며 목 뒤 근변의 경혈을 찾을 때의 기준이 된다. 제7경추의 밑이 제1흉추이며 여기서부터 12개 흉추가 시작되는 것이며 목을 움직였을 때 움직이는 것이 제7경추이며 제1흉추는 움직이지 않으므로 판별이 쉽다.

그 흉추에서 기준이 되는 곳은 좌우의 견갑골(肩甲骨) 하단을 연결한 선과 척추가 교차하는 곳이며 여기는 제7흉추 극돌기와 제8흉추 극돌기의 중간에 해당된다.

다음은 허리의 큰 뼈를 장골(腸骨)이라 하며, 그 양쪽의 위끝을 연결한 선과 등골을 교차하는 곳이 흉추에 계속해서 연결이 되어 있는 곳이 제4요추의 극돌기 위에 해당한다. 또 신체의 바로 옆에서 제일 밑에 닿는 늑골(제11늑골)의 좌우를 연결한 선과 높이가 제2요추와 제3요추의 중간에 해당된다.

이것을 언제나 생각하고 있으며 경혈을 찾는 데에는 큰 도움이 된다. 또한 이밖에 중요한 골격을 그림으로 표시해 놓았으니 참고하기 바란다.

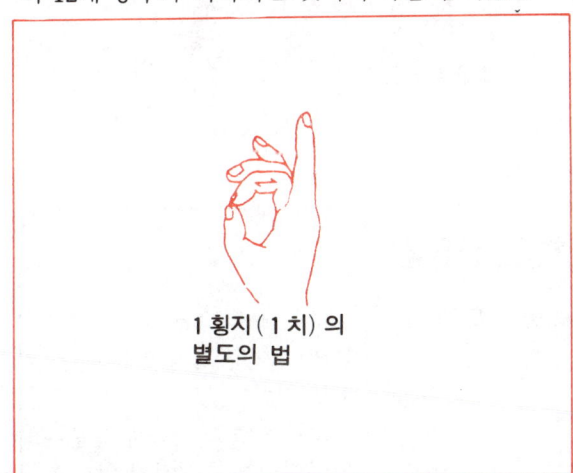

1횡지(1치)의 별도의 법

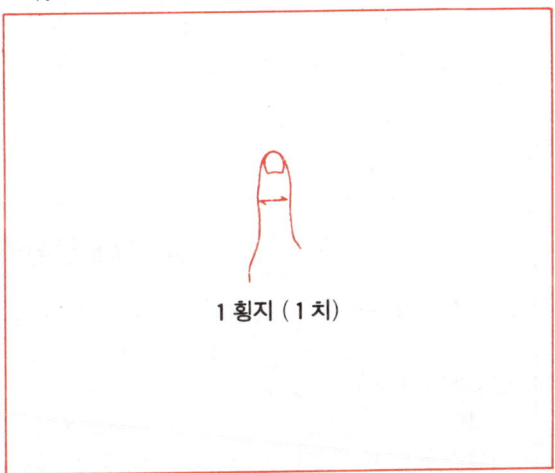

1횡지(1치)

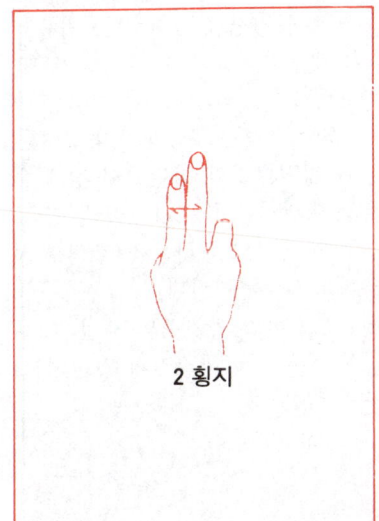

2횡지

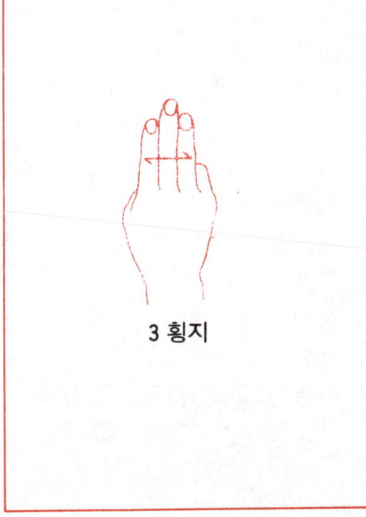

3횡지

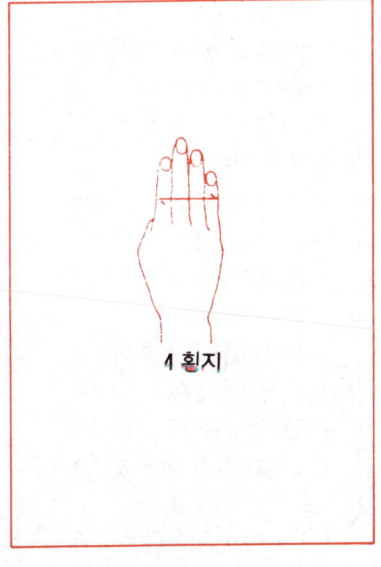

4횡지

경혈요법의 기본은 경혈의 위치를 정확히 찾는 것

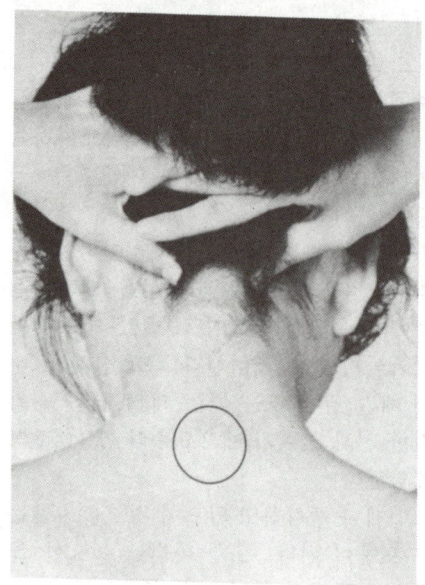

*목 뒤에 툭 나온 뼈가 제7 경추의 극돌기

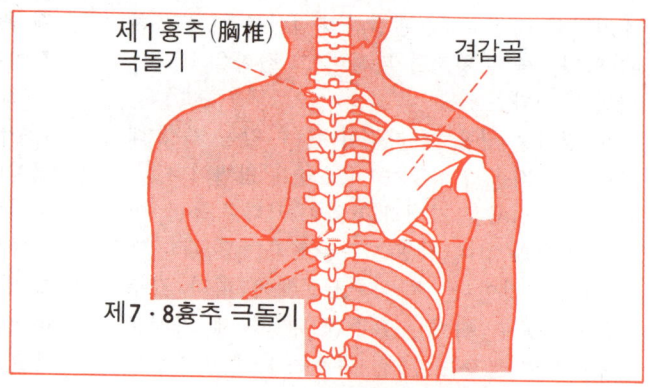

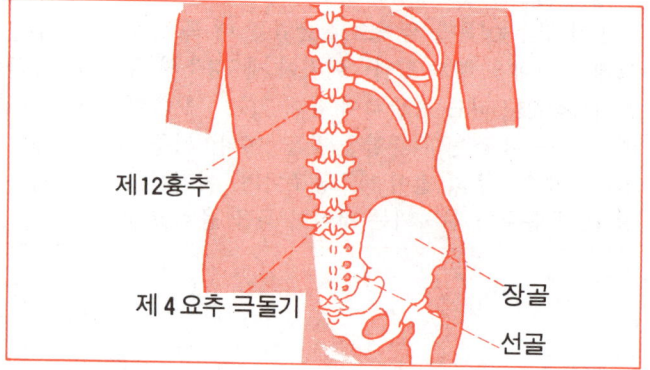

★ 알아두면 편리한 5요혈(要穴)과 10요혈

양도락(良導絡)에서는 p.16에서 말한 「4개의 기본 조정점」과는 별도로 5요혈, 10요혈을 따로 분류한다.

이것은 글자 그대로 수많은 경혈 중에서도 특히 요혈(要穴)이라고 할 수 있는 것으로 알아두면 편리하다.

〈5요혈〉
위배의 병은
발의 3리에 침을 꽂으며
허리등의 병은
은문(殷門)에 침을 구하고
머리 끝의 병은
후계(後谿)에 묻으며
얼굴, 입의 병은
합곡(合谷)에서 치료하고
흉부(胸部)의 병에 있으면
속히 내관(內關)을 도모하라.

〈10요혈〉
발의 3리와
내관의 경혈은
가슴·배의 병에 비결이며
곡지(曲池)와
합곡(合谷)은
머리끝의 병을 치료하고,
허리 등에 통증이 겹치면
은문과
곤륜의 경혈을 택하고
머리끝의 병에는
후계에
풍지가 좋으며
환도(環跳)와
양릉천(陽陵泉)은 무릎앞과
가슴 옆구리의 병을 겸하며

360의 경혈도
10의 요혈을 넘지 않는다.
라는 것이다.

또한 요혈중 곤륜과 은문은 본書에서는 소개하지 않았으므로 여기서 간단히 찾는 법을 소개했다.

⊙은문 : 무릎의 바로 뒤의 위중(委中 굽히는 곳 p.60)의 경혈과 넓적다리와 엉덩이의 경계선에 생기는 주름의 중앙을 연결한 선위의 한가운데 (후퇴부의 중앙)를 말한다.

⊙곤륜 : 바깥 복사뼈의 제일 높은 곳과 아킬레스건의 가운데에 굽은 것.

⓬ 경혈요법의 기본은 경혈의 위치를 정확히 찾는 것

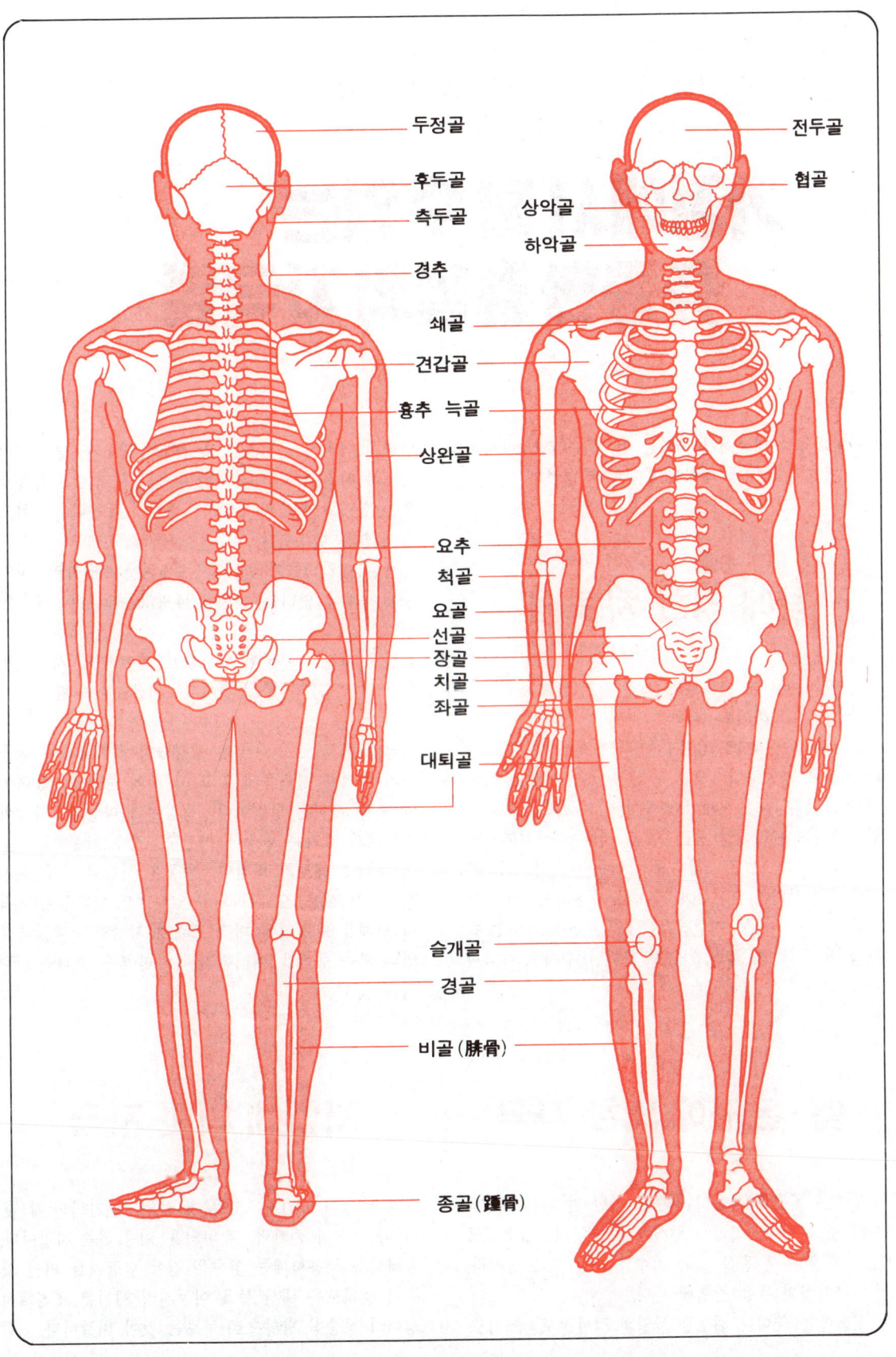

⓭ 경혈요법의 기본은 경혈의 위치를 정확히 찾는 것

가정에서 할 수 있는 훌륭한 경혈의 자극법

경혈자극의 대표적인 예에는 침, 뜸, 지압, 맛사지 등이 있으며 이것에 대해서 간단히 설명한다.

침에 의한 치료법

일반가정에서는 침으로의 치료 방법은 어려우므로 전문가에 의뢰하여야 한다.

그러나 가정에서도 대용품을 사용해서 효과를 올리는 것은 가능하다. 제일 손쉽게 있는 것으로 이쑤시개가 있다. 이쑤시개의 뾰족한 쪽 자극이 너무나 강할 때에는 반대쪽의 둥근쪽으로 피부에 상처가 날 정도로 100회~200회 가볍게 찔러주면 효과가 있다.

또 이쑤시개를 15~16개 묶어서 사용하는 방법도 효과적이다. 기구 캐털러그함에서 소개하고 있는 집모침(集毛針)도 항상 가지고 다니면 수시로 자극할 수가 있어 매우 편리하다.

뜸·온구에 의한 자극

쑥이나 해초를 사용하는 뜸은 일반 가정에서도 옛부터 하고 있다. 각자의 증상에 맞추어서 삼장(三壯:같은 곳에 뜸을 뜨는 회수를 一장, 二장이라 센다) 이상의 뜸을 경혈에 뜬다.

처음에는 쑥이나 해초를 쌀알의 절반정도 크기로 연하게 피라밋 모양으로 만들어서 해초가 떨어지지 않도록 사전에 약간 젖게한 다음 환부에 놓고 향불로 불을 붙이고 처음의 1장이 타면 장이라는 식으로 3회을 반복한다.

뜸은 매일하든가 7일에 5~6일을 계속하는 것이 좋다. 병이 없더라도 병을 예방하는데 많은 도움이 된다.

뜸은 따겁고 자국이 남으므로 싫어하는 사람에겐 온구(간접뜸)가 좋을 것이다. 치료효과는 별 차이가 없다.

널리 하고 있는 온구는 생강즙이나 마늘즙을 침투시킨 종이를 경혈유에 놓고 그 위에 뜸풀을 올려놓고 불을 붙이는 방법이다. 생강이나 마늘의 자극이 가해져서 효과는 한층 좋아진다. 장수(壯數)는 뜸의 두배로 해보기 바란다. 뜸풀을 사용한 온구(본서 실기에서 사용)도 시판되고 있다. 또 담배뜸이라 하여 담배불을 경혈에 대고 뜨겁게 자극받게 떼었다 붙였다 하는 동작을 여러번 반복하면 좋은 효과를 나타낼 수 있다.

지압에 의한 자극

가장 많이 알려져 있는 것이 엄지손가락의 배(腹)나 다른 손의 손가락, 손바닥을 이용하는 지압이다. 손바닥을 사용할때는 양손을 겹처 팔꿈치를 펴서 체중이 실리도록 해서 몸을 이동시켜 세기를 조정해서 상대의 몸중심 방향으로 누르는 것이 비결이다.

지압은 자극이 크지만 지속되지 않는 것이 단점이다. 그래서 장시간 동안 지속하도록 고안된 것이 은립(銀粒)이다. 경혈에 붙여 두기만해도 이와같은 효과를 얻으며 또한 붙여두기만 하므로 치료를 하기 위한 많은 시간을 소모할 필요가 없으므로 편리하다.

은단이던가 쌀알을 반창고에 발라서 경혈장소에 붙이고 자주 바꾸어 붙이는 것도 좋은 방법이다. 바꾸어 붙일때는 처음 장소와 2, 3mm씩 옮겨서 붙이는 것이 비결이다.

맛사지에 의한 자극

맛사지의 종류는 주로 다음의 6종류로 나누어 져 있다. 이것을 간단히 설명하면……

*어루만지고 문지른다(輕擦法)
손바닥을 상대 환부에 맞대고 같은 힘으로 어루만지거나 문지르는 방법이다.

*주무른다(揉然法)
일반적으로 근육 맛사지법이며 근육을 꼭 잡고 손가락의 배 전체 혹은 양손바닥 전체로 가볍고 유연하게 근육을 주므르는 방법이다.

*누르기(壓迫法)
손바닥 또는 엄지손가락이나 네손가락을 배의 경혈부분을 3~5초간격으로 누르는 방법이다. 천천히 체중을 가했다가 또 천천히 힘을 뺀다. 신경이나 근육의 긴장을 푸는데 좋은 방법이다.

*두들긴다(叩打法)
한 손 또는 양손으로 상대의 몸을 가볍게 빨리 리드미컬하게 두들기는 방법이다. 넓고 단단한 주먹으로 두들기고 연하고 좁은 곳에는 손으로 물건을 자르는 것 같이 두들기면 효과적이다.

*흔든다(진동법)
손바닥이나 손가락 끝을 환무에 대고 가볍게 누르면서 잘게 떨게하는 방법이다. 저리거나 마비가 될 때 효과적이다.

*쓰다듬거나 휘젓는다
이 자극법은 엄지손가락, 둘째손가락, 가운데손가락을 효과적으로 사용하여 관절등의 병에 쓰는 약간

은 고급 맛사지법으로 일반가정에서는 그다지 활용을 못하고 있다.

좋은 방법으로는 적당한 온습포 등을 사용하여 맛사지를 해보기 바란다.

이밖에 자극법으로서는 약물, 자력, 광선, 전류 등으로 하는 방법도 있다.

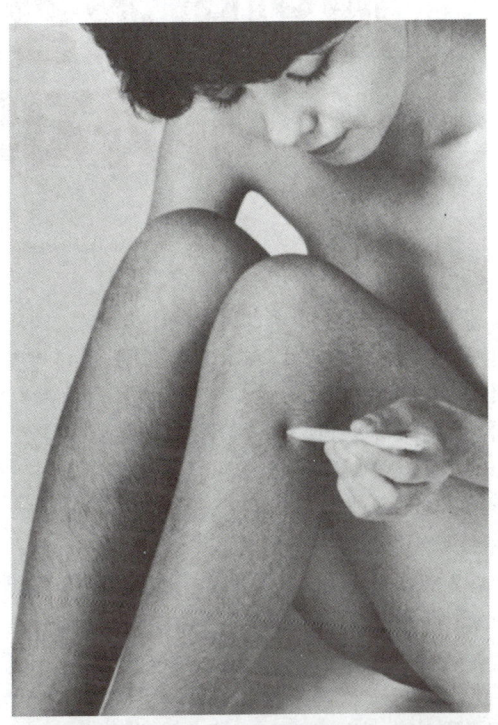

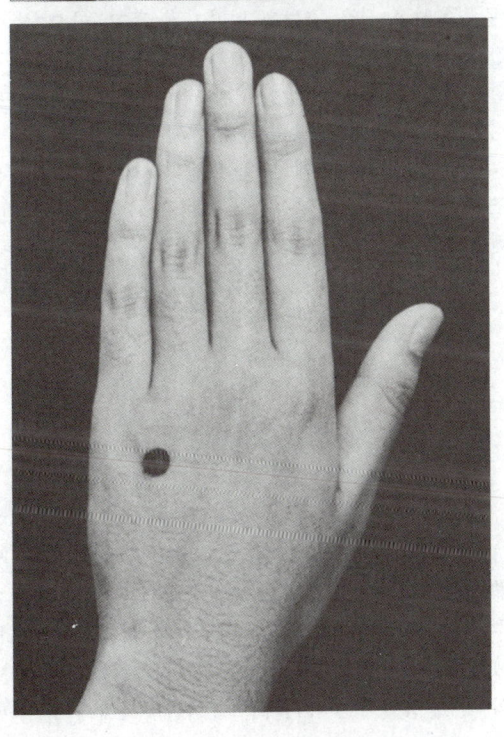

매일의 건강을 위해서 네 가지의 기본 조정점

동양의학에서는 병이라는 것은 단순히 그 부분이 나쁘다는 이유만이 아니라 몸전체의 바란스가 맞지 않을 때 단지 이때 그 사람이 제일 약한 곳에 병이라는 형태로 나타나는 것이라 생각하고 있다.

그러므로 어떠한 병의 경우에도 첫째로 몸 전체의 균형을 원상태로 되돌린다는 것이 대단히 중요하게 여겨야 한다.

다음에 말하는 네가지 기본조정점이라는 경혈은 그 몸 전체의 상태를 유지하는 데에 중요한 역할을 하는 곳이다.

본 書에서는 병 종류별로 특히 좋은 경혈과 그밖에 병용하고 싶은 경혈을 몇가지씩 들고 있으나 어떤 병의 경우에도 이 네가지 기본조정점을 가해서 경혈요법을 할 것을 권장한다. 이밖에 네 가지 기본조정점에는 방어기능을 높이는 작용도 있으므로 병 예방과 건강유지에 크게 도움이 된다. 이 네가지 기본조정점의 경혈자극을 일상생활의 습관으로 삼으면 건강하고 쾌적한 생활을 즐길 수 있을 것이다.

으로 싸고 있지 않는 늑골이며 복부의 바로 옆에서 제일 밑에 닿는 늑골)의 좌우하단을 연결한 선이 제2요추극돌기와 제3요추극돌기의 중간이 되므로 여기서 찾을수도 있다. 동양의학에서 말하는 신장은 부신(호르몬계)도 포함되어 있고 정력(精力, 性)증강, 스트레스의 해소나 신체작용의 조정을 원활하게하는 효과가 있다.

간유(肝俞) 찾는 법

양쪽의 견갑골(肩甲骨) 하단을 연결한 선이 등골과 교차하는 곳이 제7흉추극돌기와 제8흉추극돌기의 중간이 된다. 이것을 확인한 후 다시 밑의 제9흉추극돌기를 찾는다. 제9흉추극돌기의 조금밑에서 좌우에 2횡지(둘째손가락과 가운데손가락의 모은 폭)의 곳이 간유의 경혈이다.

지압을 할 때는 엄지손가락의 배를 경혈에 대고 2~3초씩 강하게 누르고 천천히 힘을 빼는 동작을 계속 반복하는 것이 좋다.

신유(腎俞) 찾는 법

비유의 밑 부분에서 허리쪽의 상단에 신유가 있다. 흉추는 12개로 끝나고 그곳에서 5개의 요추(腰椎)가 연결되어 있고 그 제2요추극돌기와 제3요추극돌기의 중간(제2요추극돌기의 아래 가장자리)에서 좌우로 2횡지의 곳이 신유의 경혈이다. 별도의 찾는 법이지만 제11늑골(부늑골이라해서 몸 전면

비유(脾俞) 찾는 법

비유는 간유의 약간 밑에 제11흉추극돌기의 약간 밑에서 좌우로 2횡지의 옆에 자리 잡고 있다.

찾는 기준은 먼저 목을 앞으로 구부려 등골의 돌기(제1흉추극돌기)를 찾고 이것과 미저골(尾骶骨)의 끝과 잇고 그 중간점을 찾는다. 그 중간점에서 좌우에 2횡지가 비유의 경혈이다.

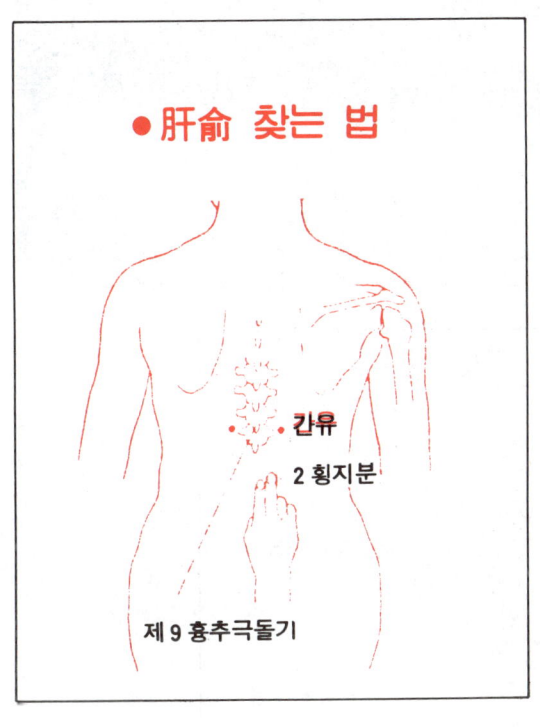

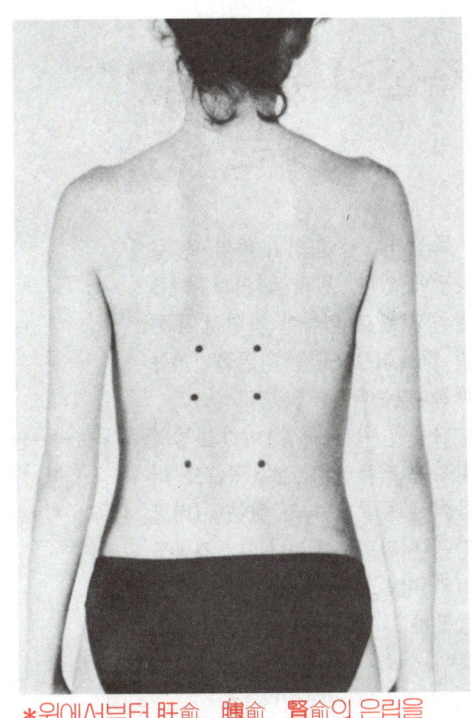

*위에서부터 肝俞, 脾俞, 腎俞의 은립을 이용한 경혈자극

❶ 매일의 건강을 위해서 네 가지의 기본 조정점

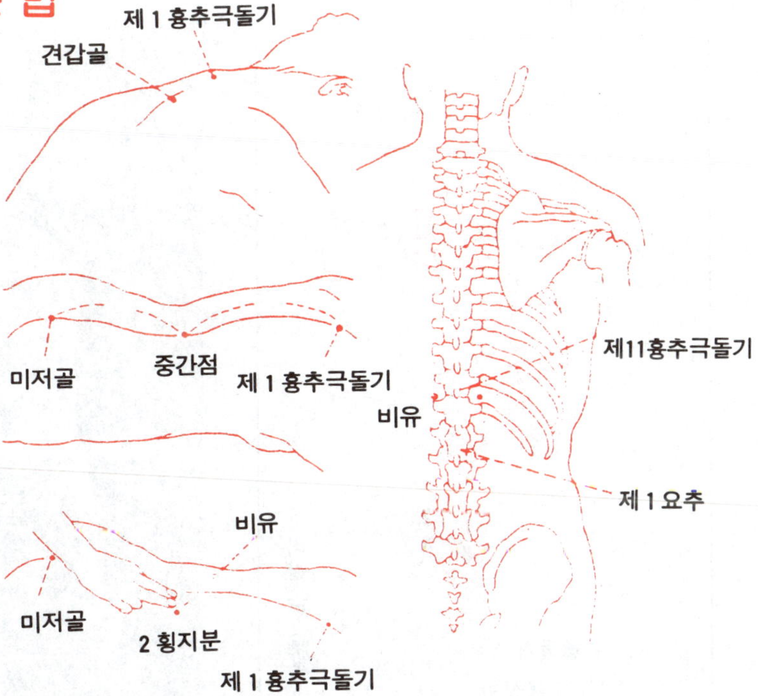

족삼리(足三里) 찾는 법

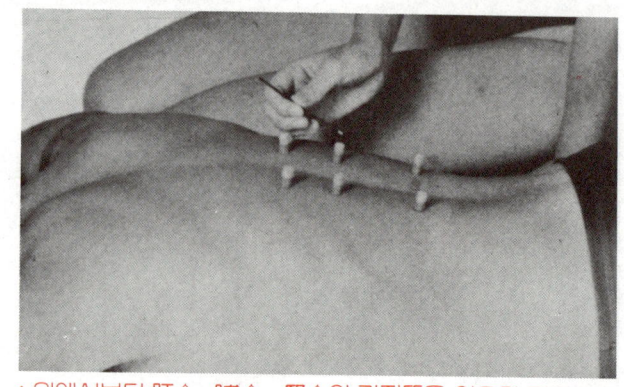

*위에서부터 肝俞, 脾俞, 腎俞의 간접뜸을 이용한 경혈자극

족삼리는 양 다리의 바깥 쪽 무릎밑에 있다. 발의 전면의 뼈를 천천히 위로 더듬어 가면서 무릎밑 몇cm 되는 곳에 경골돌기라는 뼈를 찾는다.

다음에 비골(腓骨)이라는 발의 바깥쪽 뼈를 역시 무릎쪽으로 더듬어서 둥글게 나와 있는곳(비골 작은 머리)을 찾는다. 이 경골돌기와 비골소두를 연결 시켜서 3등분하고 경골돌기에서 3분의 1의 장소 약간 밑에 들어가 있는 곳이 3리의 경혈이다.

옛말에도 길을 떠날때는 족3리에 뜸을 뜨고 떠나라고 하였다.

「3리에 뜸을 뜨지 않은 사람과 동행하지 말라」고 하였으며 족3리의 경혈은 수많은 경혈중에서도 특별히 정평있는 경혈이다.

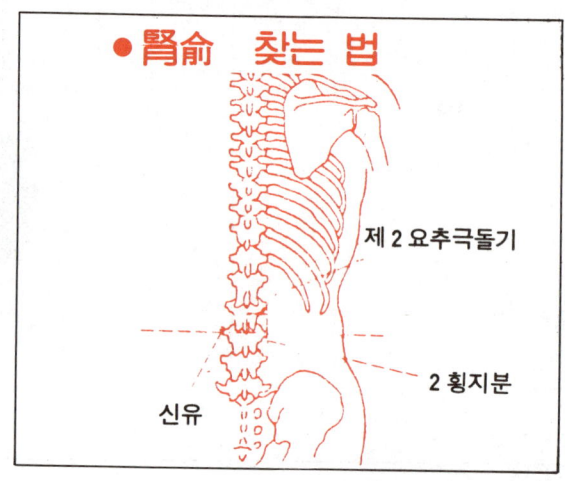

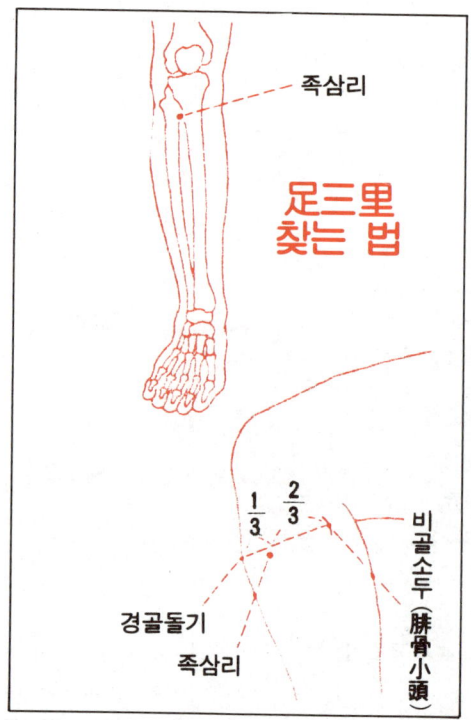

*간접뜸을 이용한 족삼리의 경혈자극

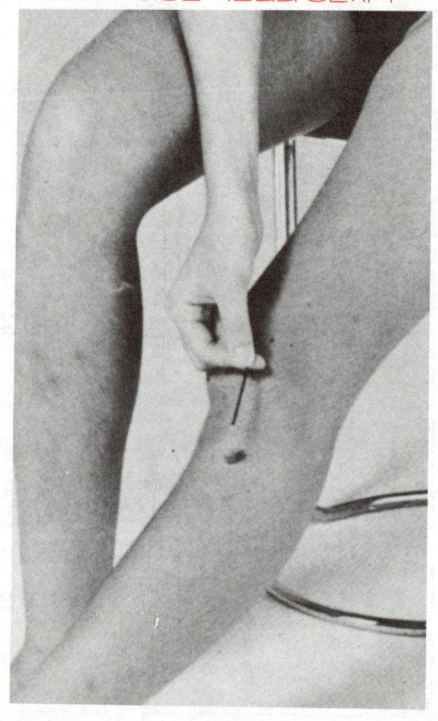

몸과 마음이 상쾌한 경혈자극요법

- 병별, 혼자서 치료할 수 있는 중요경혈 18혈
- 통증이나 긴장 등을 해소하는 즉효 경혈 15혈
- 스트레스 해소, 활력배증의 상쾌경혈 11혈
- 무언지 모르는 증상의 해소 경혈 7혈
- 외출이나 여행시에 응급처치의 경혈 5혈
- 효과를 높이는 경혈요법
- 쉽게 구할 수 있는 것을 사용한 경혈 자극법

* 본 書에서는 각종 증세에 따라 특효비혈하나를 결정 후 그림으로 비혈 잡는 법을 소개하고 있다. 또한 병용경혈이라고 한 것은 비혈과 합쳐서 경혈자극을 하면 좋은 것이며 병용경혈 밑에 있는 숫자는 각각의 경혈찾는법 게재 페이지를 표시했으면 곧바로 응용할 수 있도록 모두 실기로 소개 하였다.

* 본문중 사진의 설명에서 사용하고 있는 銀粒이라는 것은 경혈이나 환부에 붙여서 오랫동안 지압효과를 얻는 경혈자극기구를 말한다. 集毛針은 원형의 금속통에 12개의 침이 장치되어 있어 환부에 상처를 내지 않고 자극할 수 있는 경혈치료 기구이다. 온구는 피부에 흉터를 남기지 않는 간접적인 뜸이다.

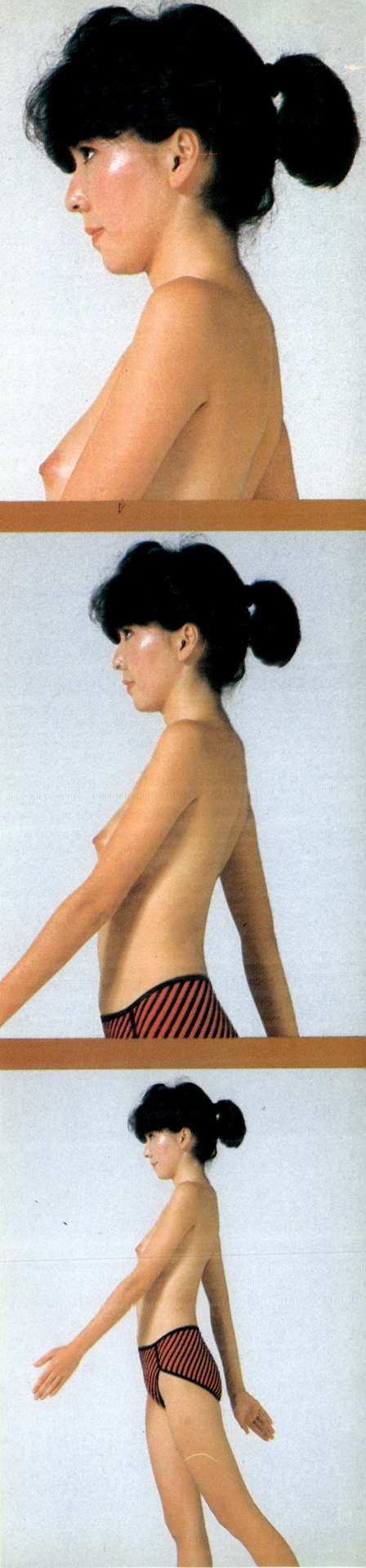

병별, 자신이 치료하는 경혈

병용경혈
百會 48 肩井 51 心俞 32
天柱 50 腎俞 16

고혈압

차 내에서도 손쉽게 할 수 있는 간단요법
풍시(風市)의 경혈을 잡는 법

풍시(風市)의 경혈을 찾을 때에는 온 몸의 힘을 빼고 반듯하게 선다. 그리고 팔을 무의식 상태로 자연스럽게 내려 그 가운데 손가락의 끝이 닿는 곳이 풍시의 경혈이다. 넓적다리의 바깥쪽에서 누르면 몹시 아프다. 자극하는 것은 지압이나 뜸, 집모기라도 좋다. 어디서나 부담없이 할 수 있으므로 회사에서 근무 중일 때 또는 통근의 전철속에서 매일매일 출발역에서 도착역에 걸쳐 지압을 하는 등의 습관을 붙여두면 언제나 상쾌한 기분일 것이다.

* 집모침을 이용한 풍시의 경혈자극

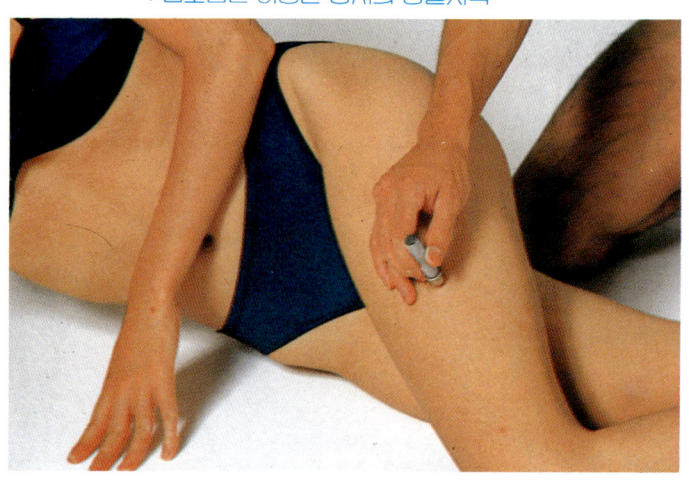

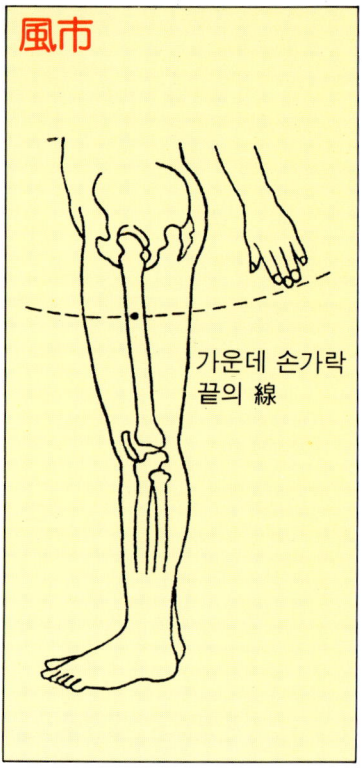

風市
가운데 손가락 끝의 線

* 묶은 이쑤시개를 이용한 腎俞의 경혈자극

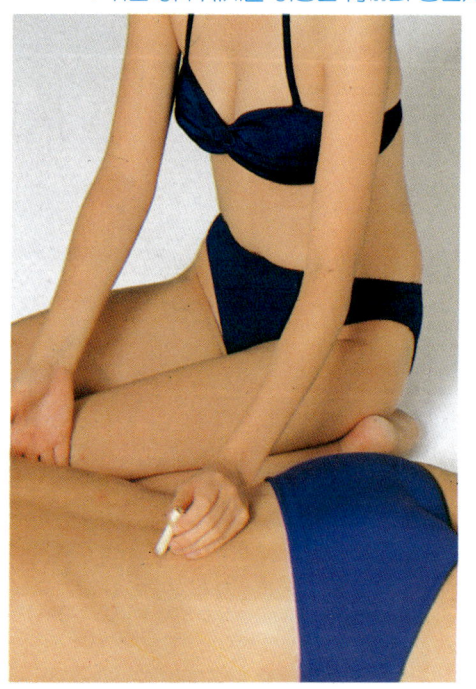

* 중지를 이용한 백합의 경혈자극

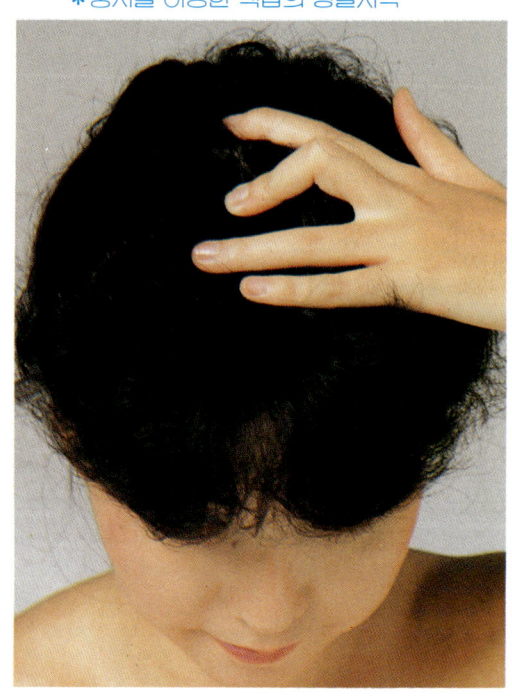

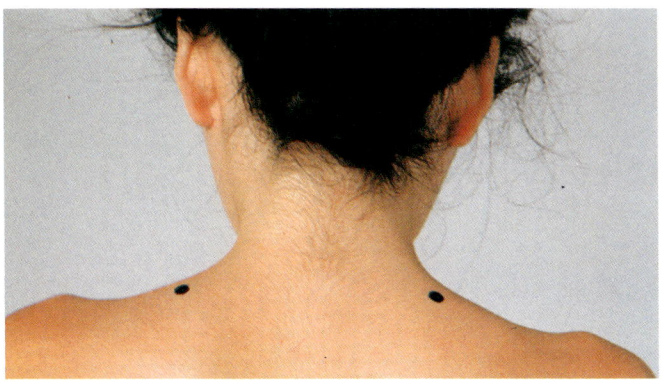

* 은립을 이용한 肩井의 경혈자극

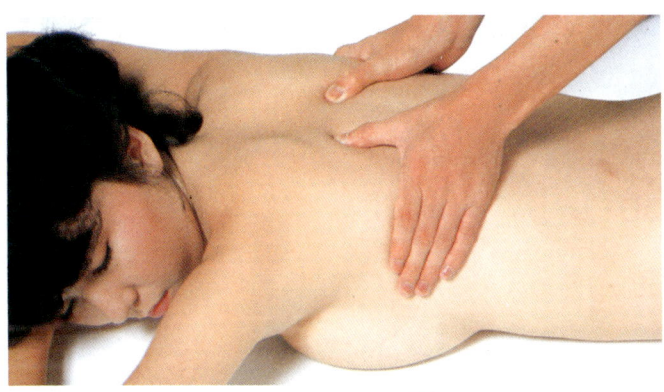

* 엄지를 이용한 心兪의 경혈자극

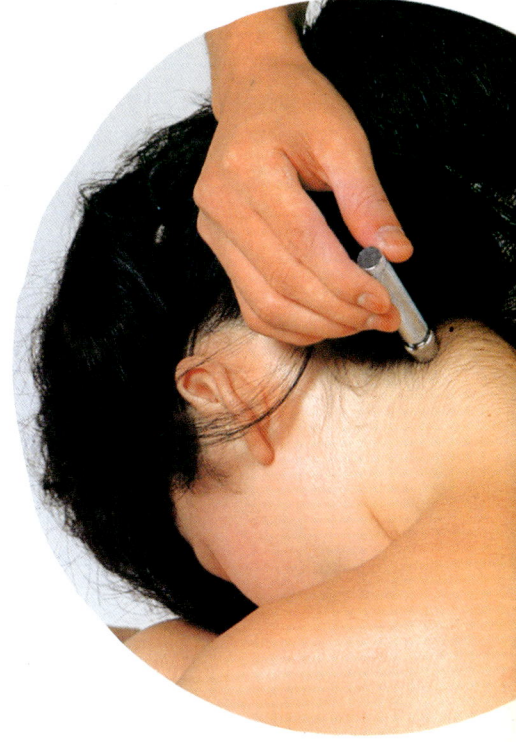

* 집모침을 이용한 天柱의 경혈자극

현재 사망원인의 첫째는 암으로 판명되고 둘째는 뇌졸중 등의 혈관병, 세째의 심장병은 공히 고혈압과 밀접한 관계가 있다. 2위, 3위를 합치면 무엇보다 사망원인이 제일 높은 병이 된다. 원인은 서양식의 식사, 과도한 염분섭취, 과식과 운동부족, 그리고 이것들에 의한 비만, 겹치는 스트레스, 흡연에 의한 혈관의 수축과 혈액속의 산소결핍 등 우리들의 주위환경과 밀접한 관계가 있다.

고혈압의 10중 8·9는 원인이 확실치 않은 본태성고혈압증세, 신장의 병에서 오는 신성고혈압 등과 같이 원인이 확실한 2차성 고혈압으로 분류가 된다. 이중 위험한 것은 이 원인불명의 본태성 고혈압증이며 장기간에 걸쳐 심혈을 기울여 조종을 하지 않으면 안될 케이스도 무척 많다. 더군다나 본태성일 경우 가는 동맥의 경화에서 시작되는 수가 많고 뇌졸중이나 심장병의 중대한 원인이므로 특히 주의해야 한다.

고혈압 증상으로서는 현기증, 두통 머리가 무겁다. 빈혈증세나 어깨통, 목의 뻣뻣함, 기분의 불안정 등이 있으나 이러한 증상은 말단의 혈관이 좁아져서 혈액의 흐름이 원활하지 않기 때문에 생긴다고 한다. 풍시의 경혈자극은 혈압을 낮추고 이와 같은 증상을 해소해서 뇌졸중의 예방에 좋다.

또 아침에 일어났을 때 고혈증세를 느끼면 잠자리속에서 3분이나 5분간이라도 가운데손가락, 넷째손가락, 작은손가락을 모아서 교대로 맞사지 하는 습관을 들이면 효과가 있다.

이것들의 손가락에는 혈관과 심장에 관련된 경락이 지나가고 있어서 혈액순환이 좋아지고 증상개선이나 예방에도 약이 된다.

또 에스키모나 어촌의 어민들에게 고혈압이나 뇌졸중에 걸리는 확률이 적다는 것을 감안할 때 특히 등이 푸른 생선에 함유되는 EPA (에이크서 펜타엔산) 라는 물질이 주목되고 있다.

고혈압의 예방에는 식사에 조심하고 스트레스가 쌓이지 않도록 하는 것이 가장 중요하며 특히 과격한 운동은 금물로 여겨지고 있다.

감 기

＊병용경혈＊
風池85 尺澤63 身柱43
中府28 膈俞87

초기에 뜨는 뜸은 효과가 아주 좋다.
풍문(風門)의 경혈을 잡는 법

풍문(風門)은 목뒤쪽 중앙에 위치한 돌기(제7중추) 밑에서 시작하여 흉추돌기의 위에서 부터 두번째와 세번째 사이의 양쪽 1치 5푼되는 곳이다.

감기는 한방의학에서 말하는 風氣라는 것이며 풍이란 스트레스에 의해 기라는 에너지가 소멸하는 것을 말한다. 그리고 이 풍이 들어있는 곳이 풍문이 되는 것이다.

자극법으로서는 뜸이 가장 큰 효과가 있고 브러시맛사지나 담배뜸을 이용해도 좋다.

감기에는 일반적으로 유감(流感)이라고 하는 세균에 의해 발병하며 급격한 온도차에 의해 호흡 염증을 일으키거나 신체의 기능과 언밸런스가 되어서 자율정신에 변조가 일어나서 생기는 것이다.

그러나 확실한 원인을 잡을 수 없는 것이 감기의 특징이다.

세균감염이라고 할지라도 바이러스에 오염되어 있는 곳에 있던 사람이 모두 감염 되기도 하지만 타 전염병에 비해 걸리는 율은 상당히 개인차가 있다고 볼 수 있다.

한방의학의 입장에서 보면 이때의 몸상태에서 체질, 심지어는 성격까지도 관계가 되어 있다고 한다.

어쨌든지 흔히 말하는 것처럼 감기는 만병의 근원이므로 초기에 고치는 수밖에 없는 것이다. 예방에는 신체의 기능을 조정하는 자율신경을 강화하는 것이 으뜸이다.

풍자 돌림의 경혈은 비교적 감기에 효과가 있고 자율신경과 관계가 있는 곳이다.

감기에 걸릴 것 같은 예감이 들면 우선 이 풍문이나 풍지 등을 자극해야 빨리 감기를 치료한다는 것이다. 만일 심한기침이나 고열이 있으면 즉시 전문의에게 진료를 받아야 한다. 나이 많은 사람이나 어린이들은 특히 예방에 신경을 써야 한다.

＊브러쉬를 이용한 풍문 주위의 맛사지

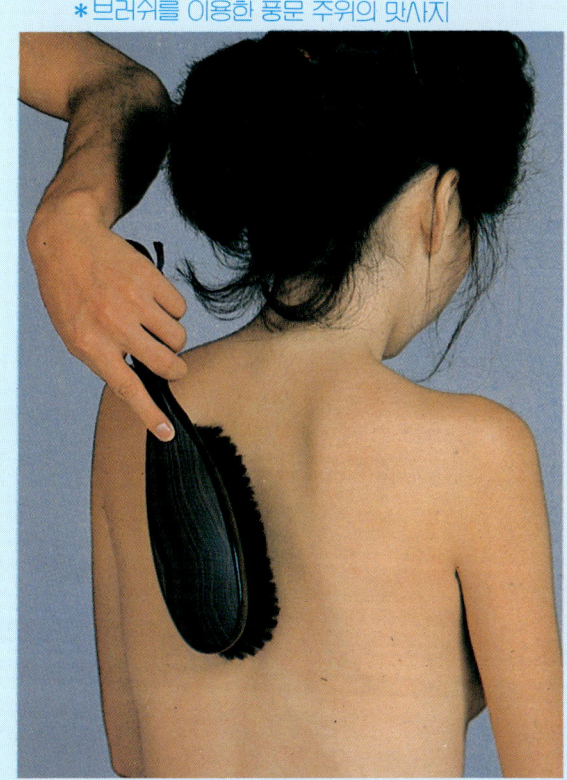

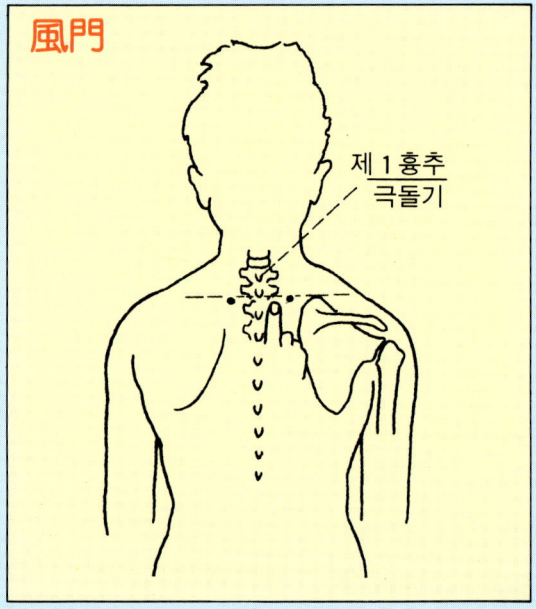

風門
제1흉추 극돌기

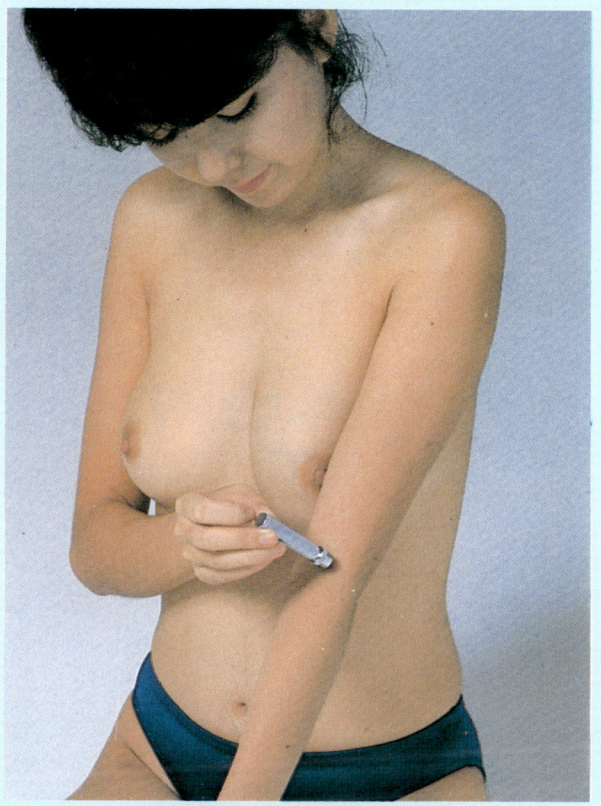

* 집모침을 이용한 尺澤의 경혈자극

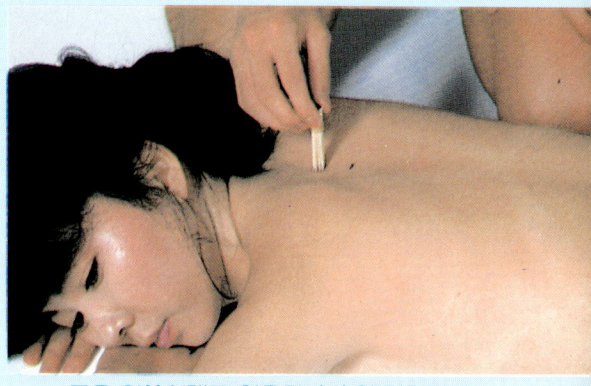

* 묶은 이쑤시개를 이용한 身柱의 경혈자극

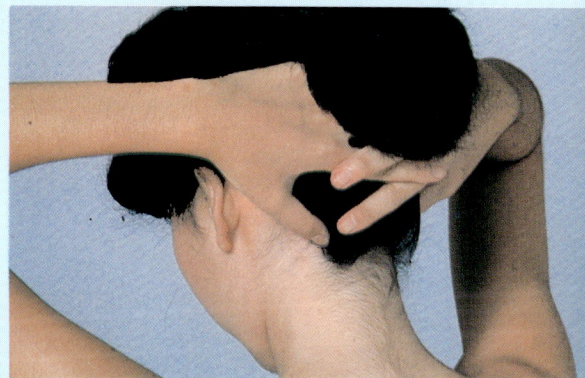

* 엄지를 이용한 風池의 경혈자극

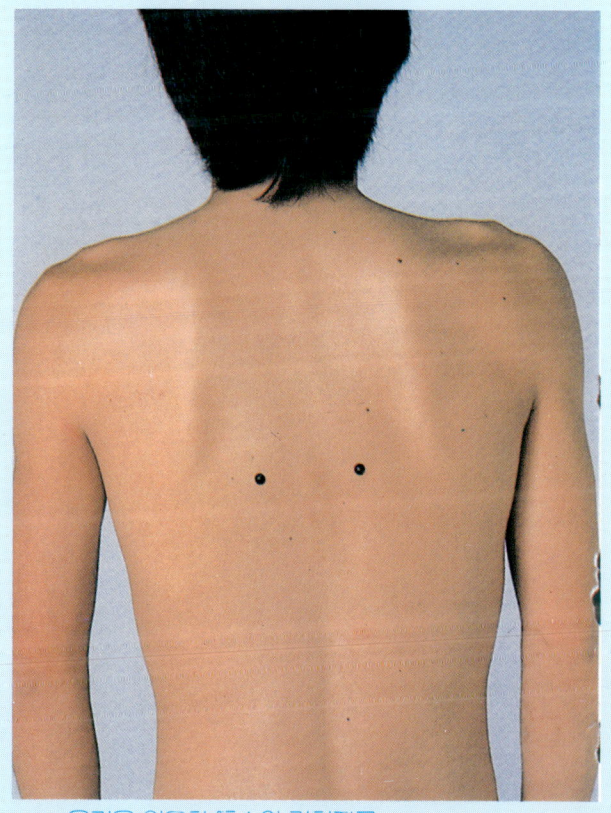

* 은립을 이용한 膈兪의 경혈자극

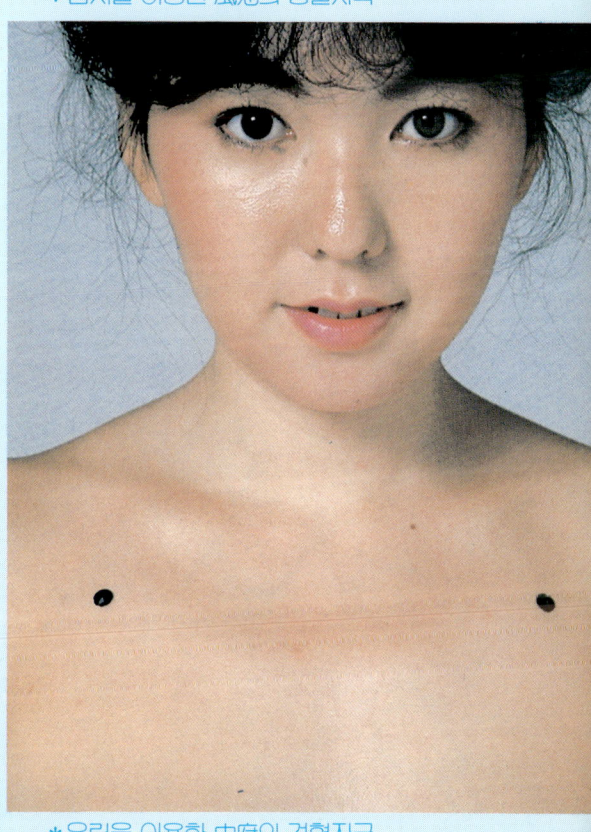

* 은립을 이용한 中府의 경혈자극

감 기 ❷❸ 병별, 자신이 치료하는 경혈

병용경혈
行間75 膈俞87
肝俞16 中脘26

간장병

끈기있게 느긋한 마음으로 계속하는 것이 중요하다.
기문(期門)의 경혈을 잡는 법

양쪽 옆구리, 유두(乳頭)에서 곧바로 내려그은 선위에서 제9늑골과 신체 앞쪽의 제일 밑 늑골인 제10늑골 사이에 기문의 경혈이 있다.

간장병은 단기성의 약이 없다고 할 수 있으며 경혈치료로 느긋하게 계속하는 것이 최상이다. 자극법으로서는 집모침 혹은 은립을 붙여두면 된다.

만성의 간염에는 한방약이 잘 들을 수가 있으며 단기간에 치료할 생각을 버려야 한다.

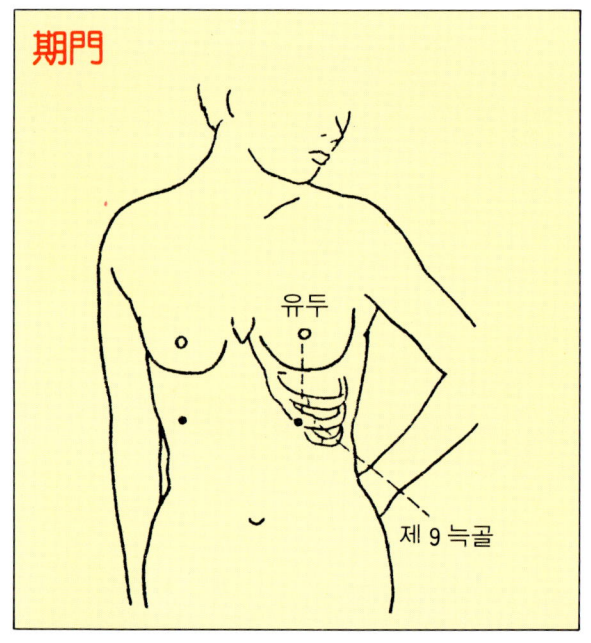
期門
유두
제9늑골

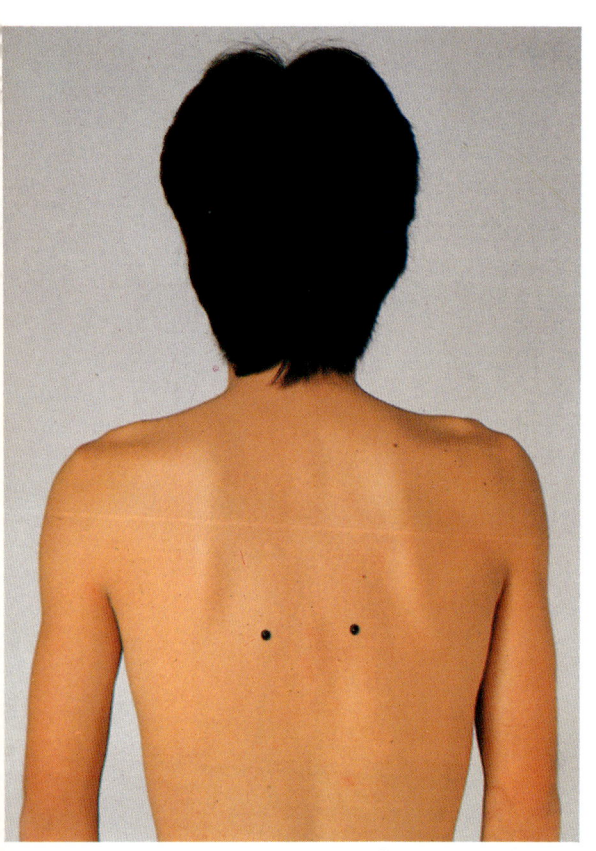
*은립을 이용한 膈俞의 경혈자극

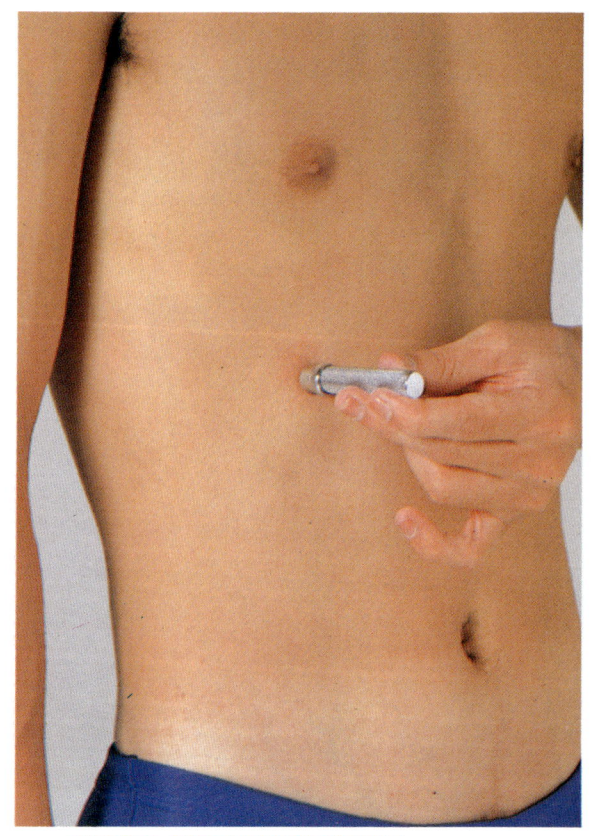
*집모침을 이용한 期門의 경혈자극

간장병 병별, 자신이 치료하는 경혈

간장은 사람의 신체중에서 뇌에 이어 다음으로 큰 장기이며 커다란 화학공장에 비교할 수 있는 것이다. 해독, 영양분의 공급과 저장, 또는 분비액이나 비타민 등에도 관여하고 이밖에 여러가지로 놀라울 정도의 많은 역할을 담당하고 있다.

간장병중에도 바이러스성 간염은 현재 세계에서 가장 널리 퍼져있는 간염중의 하나이며 간단하게 처리해서는 안된다. 변으로 나온 바이러스가 생선이나 채소에 섞여서 입을 통해 감염되는 A형간염과 수혈등 혈액에 의해 감염하는 B형간염이 있으나 B형은 감염력이 A형보다 강해 타액이나 정액으로도 감염하므로 간접성병이라고도 표현한다. 또 최근에는 A, B형에 속하지 않는 비(非) A형 비B형 간염도 나타나고 있다.

A형 간염은 완전히 치료가 되지만 B형이나 비A, 비B형의 일부의 것은 비교적 치료하기가 힘들어 만성간염으로 발전하기가 쉽다.

간장병의 증상은 우선 피로감이 오기 쉬운 전신의 권태감과 식욕부진이나 토하는 행위로 나타난다. 그리고 이것들의 증상이 차차 심하게 되면 황달현상까지도 보인다. 그렇지만 황달이 나타나지 않는 경우도 있으므로 앞에서 기술한 증상이 나타나면 의사에 의한 간장기능검사를 받는 것이 현명하다고 하겠다.

만성간염에서는 식사요법과 안정이 치료의 원칙이며 검진의 결과에 따라 고담백·고비타민식과 휴양이 필요하다.

물론 알콜은 간장에 암적존재이므로 전혀 입에 대지 않는 것이 좋다.

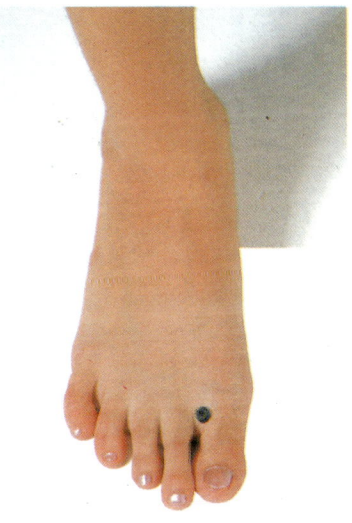

* 은립을 이용한 行間의 경혈자극

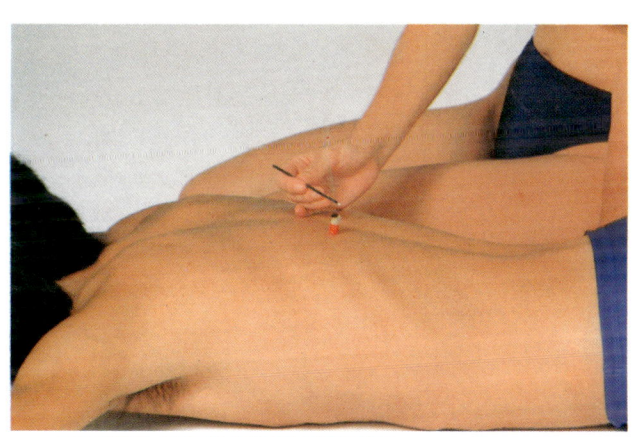

* 간접뜸을 이용한 肝兪의 경혈자극

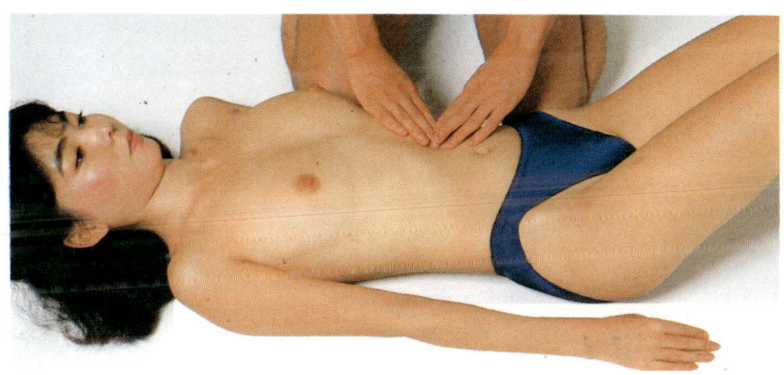

* 손가락을 겹친 中脘의 경혈자극

병용경혈	**만성위통**	위장기능을 활발하게 하는
梁丘82 足三里18		소중한 비혈(秘穴)
天樞76 氣海70		중완(中腕)의 경혈을 잡는 법

배꼽의 수직선상 위쪽으로 가슴홈사이의 한가운데가 중완의 경혈이다. 완이란 입을 말한다. 中腕이란 위의 위입과 아래입의 정중앙에 위치한다는 뜻이지만 실제로는 위는 사람들이 추측하고 있는 것보다 위쪽에 있다.

더구나 이 경혈은 위염, 위궤양 외에 위경련이나 위하수 등 위에 관한 병에 대단히 효과가 좋다.

자극방법은 복부이므로 양손바닥을 겹쳐서 가만히 누르든가 집모침을 사용하는 것이 좋은 방법이다.

만성의 경우는 은립을 발라두면 효과적이다.

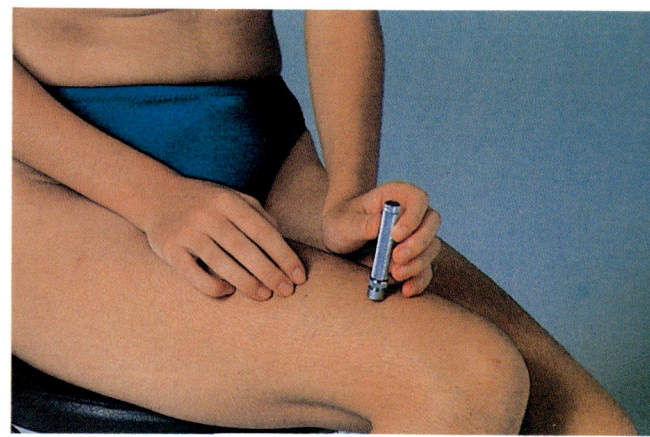
＊집모침을 이용한 경혈자극

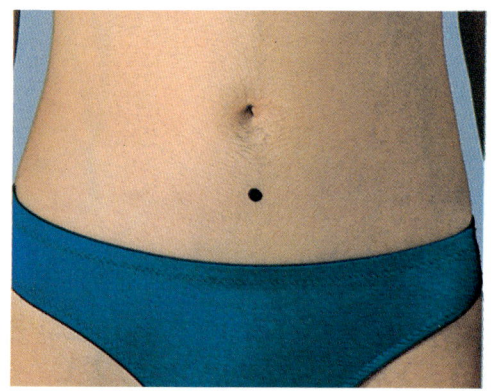
＊은립을 이용한 氣海의 경혈자극

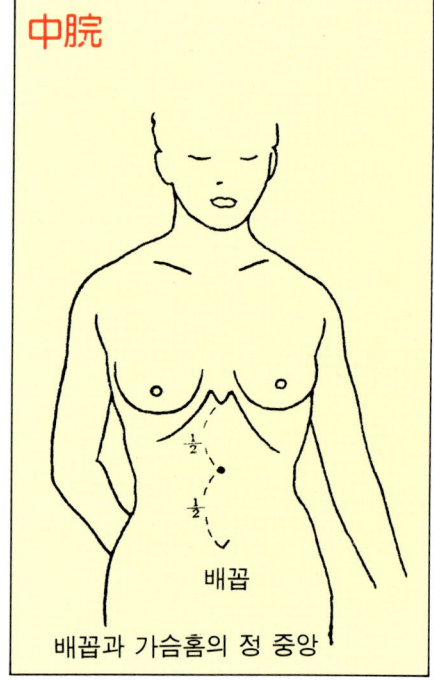
中腕

배꼽과 가슴홈의 정 중앙

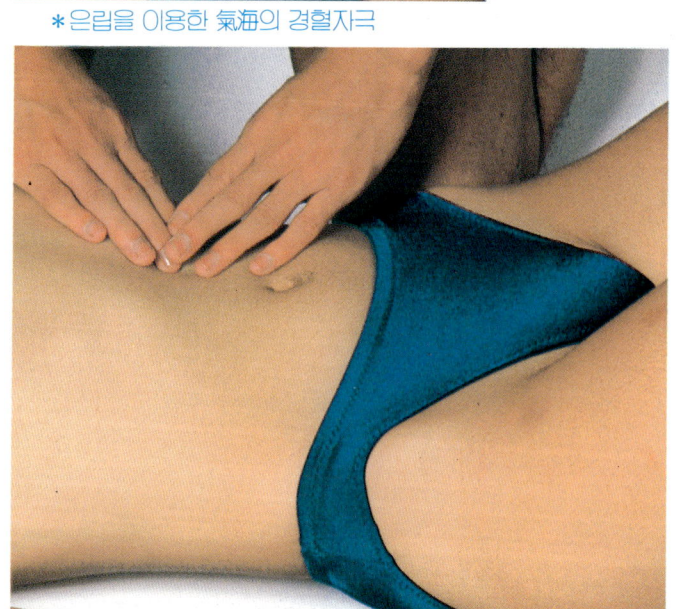
＊손바닥을 이용한 中腕의 경혈자극

배가 답답하거나 가슴이 터질 듯한 불쾌감을 느끼고 가슴홈을 중심으로 그 아래 위가 아프거나, 토하는 일이 심하면 위병이라 해도 된다.

심한 통증이 있고 동시에 구토나 발열이 나타날 때는 급성 복통증이라하여 위험한 경우가 있으므로 즉시 적절한 치료를 받아야 한다.

전자에 말한 증상이 생기는데는 두가지의 원인이 있다. 첫째는 음식물 등을 섞어주는 위의 작용에 이상이 생긴 기능적인 것과 또 하나는 위나 십이지장 등 소화기의 염증이나 궤양에 의한 병적인 상태이다.

증상이 오래 계속되는 것이라면 우선 염증이나 궤양이라고 판단해야 한다.

위염, 위, 십이지장의 궤양, 그리고 위암은 기질적인 질환이지만 소화기궤양은 스트레스나 욕구불만 등 정신적인 것에 의해서도 생길 수 있으므로 정신적 스트레스가 육체의 약해진 곳을 습격하는 심신증의 대표적인 것이다. 현대인 특히, 도시인이나 운동량이 없이 일을 하여야 하는 사람에게 쉽게 나타난다.

경혈요법으로 위나 십이지장등의 소화기 기능을 높이고 스트레스를 해소시키면 모든 위장장애로부터 벗어날 수가 있다.

위궤양에서 위암으로 변하는 건 드문 일이다. 그러나 위암은 한국인에게 많은 병이므로 위통 등이 있을 때는 검진을 받아야 한다. 또한 담배는 모든 위병에 해가 되므로 절연·금연을 하는 것이 예방의 지름길이다.

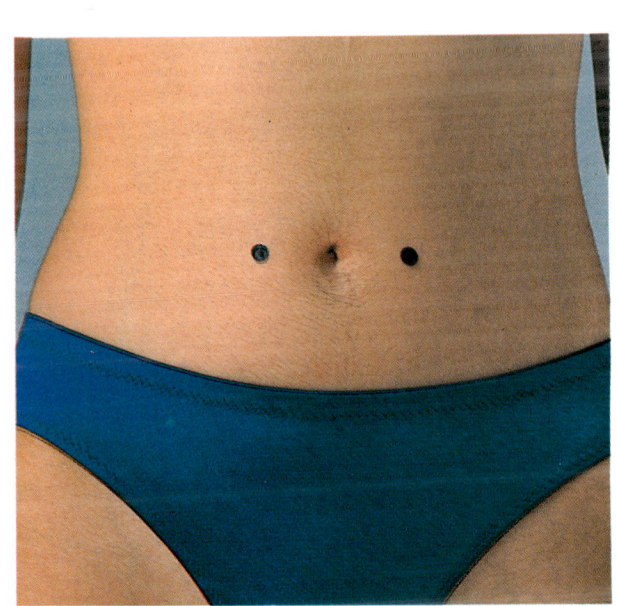

* 은립을 이용한 天樞의 경혈자극

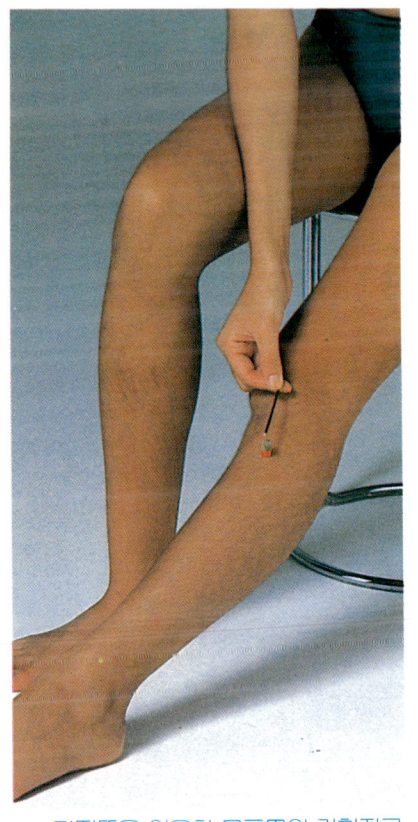

* 간접뜸을 이용한 足三里의 경혈자극

| *병용경혈* 尺澤63 志室67 膻中80 身柱43 心兪32 | # 천 식 | 고통스러운 호흡상태가 거짓말같이 낫는다. 중부(中府)의 경혈 잡는 법 |

가슴의 위 바깥쪽에 쉽게 닿는 뼈가 쇄골이다. 쇄골 밑의 뼈를 따라 어깨쪽으로 흘러가면 어깨의 관절에 닿게 되는데 그 바로 전 쇄골의 바깥끝 아래에 패인 곳이 운문(雲門)이라는 경혈이다. 중부의 경혈은 이 운문 경혈 아래쪽 1횡지(엄지손가락 폭) 되는 곳에 있다.

● **천식의 급격한 발작에 특효혈—천식치료법**

고개를 숙였을 때 나타나는 목뒤의 둥그런 뼈가 나오는데 이것이 제7경추의 극돌기이다. 경추(목뼈)는 목을 앞뒤로 움직이면 그것에 따라서 움직이게 되므로 기준이 된다. 그 바로 밑에서부터는 움직이지 않는 뼈인데 흉추라 한다. 그 제일 뒤를 제1흉추라 하며 이것과 제7경추 사이의 중앙에 대추(大椎)라는 경혈이 있고 그 좌우의 뼈들이 천식치료의 경혈이다.

여기에 뜸을 떴을 때 처음에는 병의 상태가 심할 경우가 있으나 일시적인 것이며 천식에는 어느 곳보다도 효과가 있는 경혈이다.

어린이에게는 은립을 붙여 주는 것이 좋다.

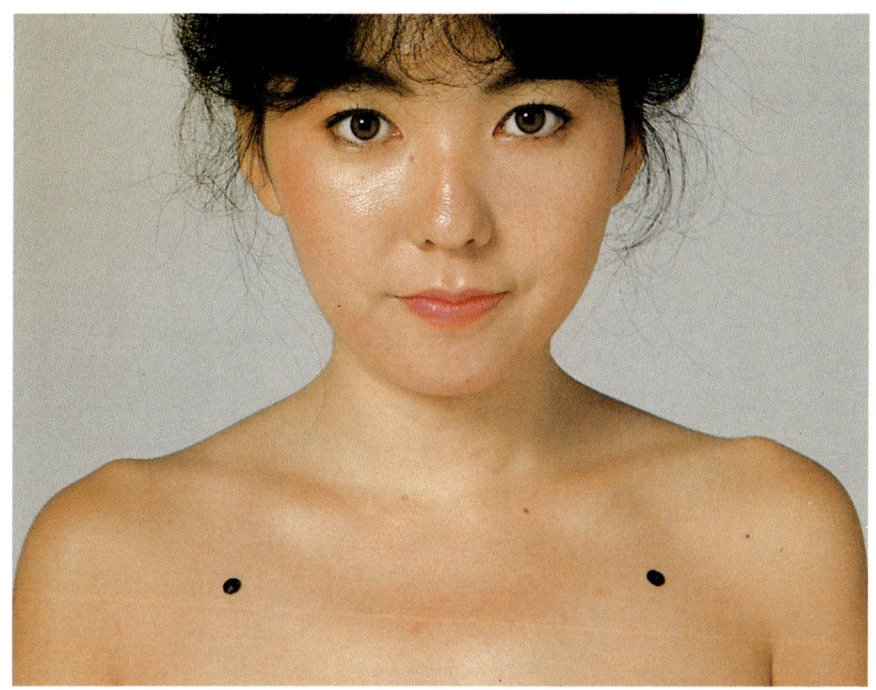

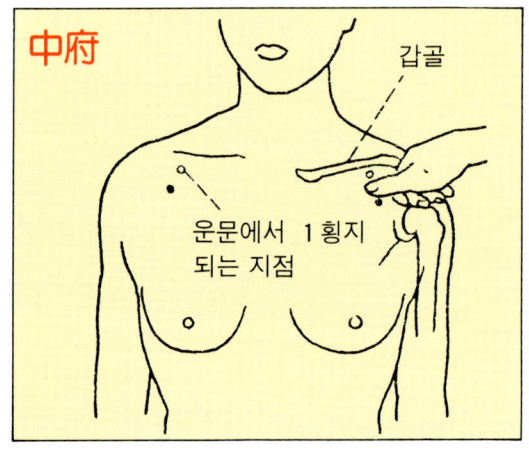

中府 / 갑골 / 운문에서 1횡지 되는 지점

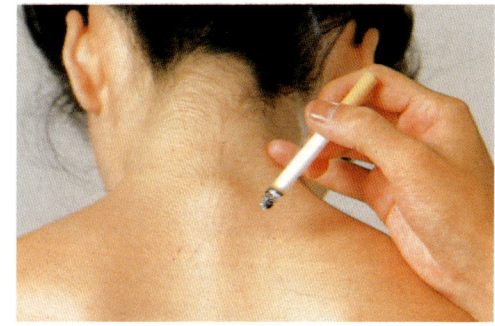

*담배뜸을 이용한 治喘의 경혈자극

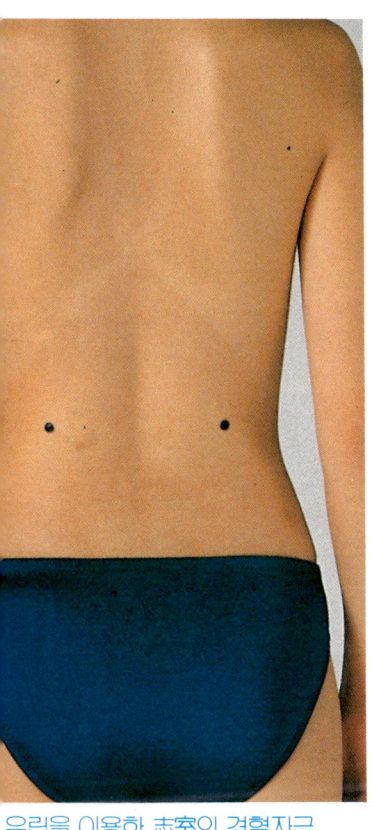

은립을 이용한 志室의 경혈자극

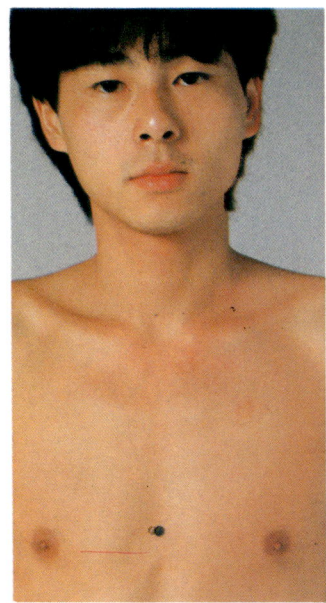

* 은립을 이용한 膻中의
　　　　　경혈자극

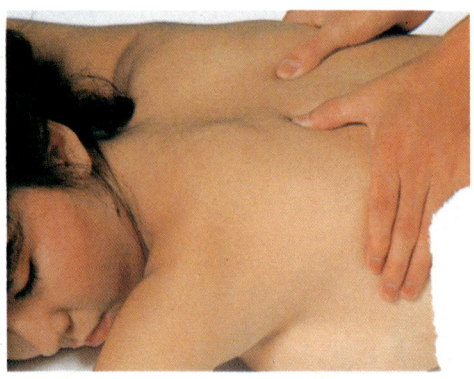

* 묶은 이쑤시개를 이용한 身柱의 경혈자극

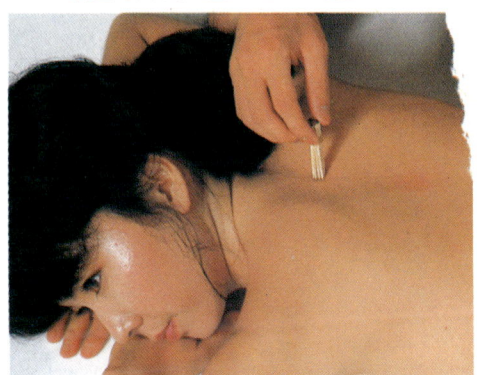

* 엄지손가락을 이용한 心兪의 경혈자극

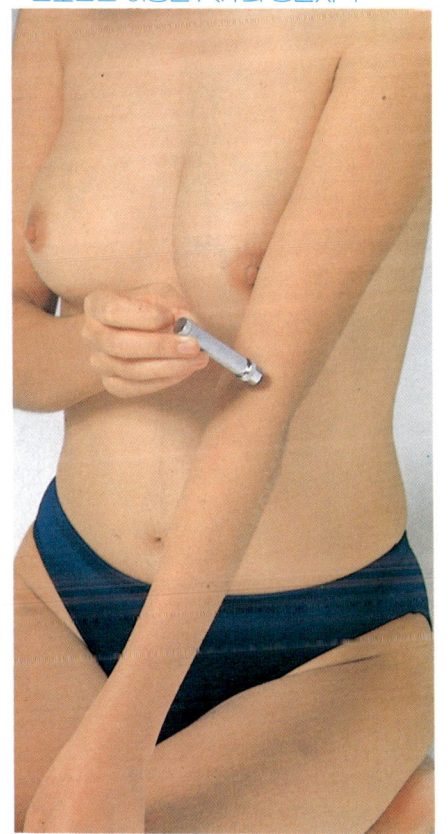

* 집모침을 이용한 尺澤의 경혈자극

　천식은 앓아보지 않은 사람은 도저히 상상소자도 할 수 없을 정도로 매우 고생스러운 것이다.
　종류에는 기관지천식, 심장성천식, 뇌성천식 등이 있으며 원인도 모두 다르다. 일반적인 천식이나 기관지천식은 알레르기성이 많으며 원인은 다음과 같은 것이 고려되고 있다. 첫째는 공기속의 먼지, 곰팡이, 꽃가루 등이 호흡기 점막을 자극하는 경우, 둘째는 계란이나 우유, 생선 등 특정한 식품의 단백질이 알레르기의 원인이 되어 체질과 화합하지 못해 폐에 와 있는 부교감신경(副交感神經)을 긴장시키는 경우이다. 그리고 기후의 변화나 정서불안 등도 역시 부교감신경에 영향을 준다. 천식의 발작을 예방하는건 이것들의 원인을 제거하면 간단하지만 식품 이외에는 대체로 불가능한 것 뿐이다. 결정적인 치료법은 현재에는 없는 것이 사실이다.
　경혈요법에서는 부교감신경의 작용을 정상화시킨다는 방법으로 중부경혈의 뜸이나 마사지를 끈기있게 계속해서 해 주는 것이 최상의 방법이다.
　또 평상시 가슴을 펴고 올바른 자세를 유지해서 폐 가득히 호흡하는 것이 중요하다. 음악에 맞추어 노래를 부를때도 성악가처럼 올바른 자세로 노래를 부르도록 주의해야 한다.
　급격히 발작이 생겼을 때는 특효경혈인 천식치료의 경혈을 자극시키는 것이 가장 좋은 방법이다.

병용경혈		
神門68 天樞76	**변 비**	가운데 손가락으로 문지르듯이 지압
腸俞46 次髎72		복결(腹結)의 경혈을 잡는 법

우선 배꼽에서 바로옆에 4횡지(엄지손가락을 제외한 4개의 손가락을 모은 폭)의 곳을 기억해 둔다. 이곳은 유두선하(유두에서 곧바로 내려간곳) 에 위치하게 된다.

여기서 바로밑에 1횡지(엄지손가락폭)의 곳이 복결의 경혈이다. 우측보다는 좌측이 효과가 좋다.

둘째손가락, 가운데손가락, 넷째손가락 등 세손가락을 세우고 가운데손가락의 안이 복결의 경혈에 닿도록 놓고 문지르듯이 지압을 한다.

상습성의 고질적 변비일때에는 왼쪽복결에서 아래쪽의 배꼽밑을 지나 유두선상을 상행하고 우측 복결에, 다시 상행해서 배꼽위를 가로질러서 왼쪽의 복결로 반복한다.

이와같이 원을 그리는 기분으로 전기한 요령으로 문지르면 쉽게 치료가 된다.

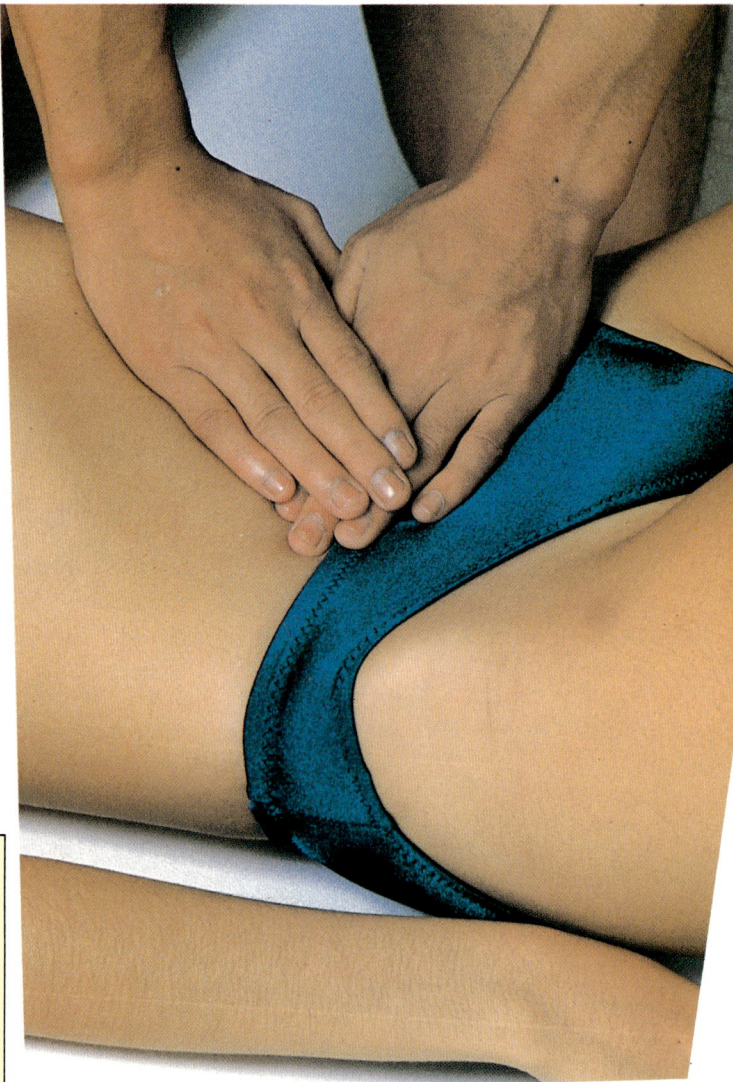

* 겹친 손을 이용한 腹結의 경혈자극

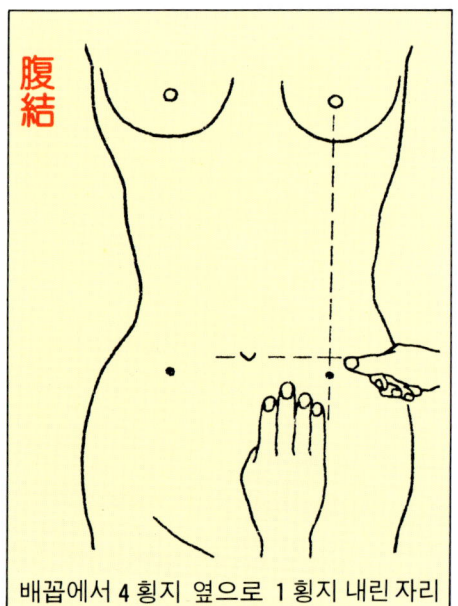

배꼽에서 4횡지 옆으로 1횡지 내린 자리

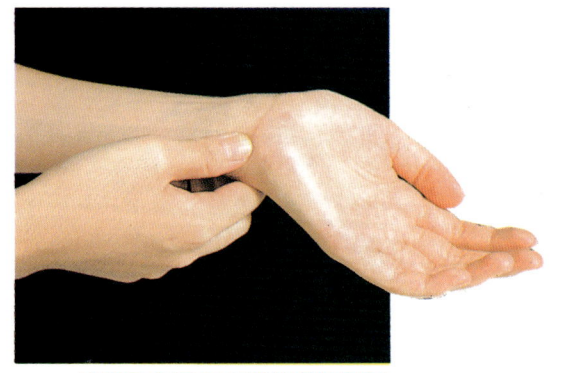

* 엄지를 이용한 神門의 경혈자극

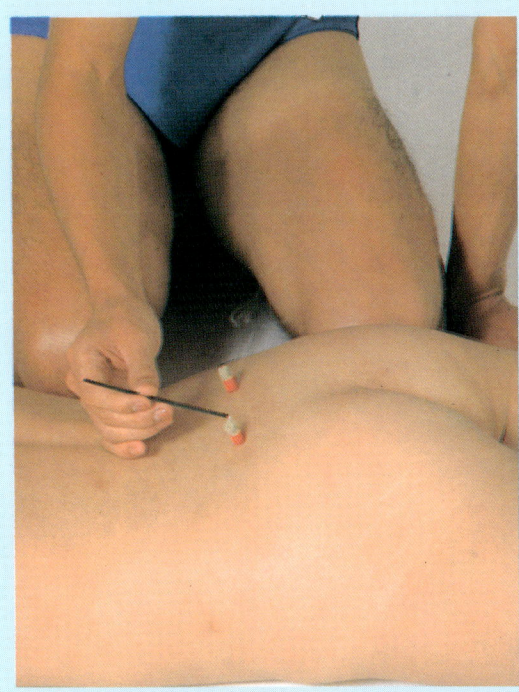
*간접뜸을 이용한 경혈자극

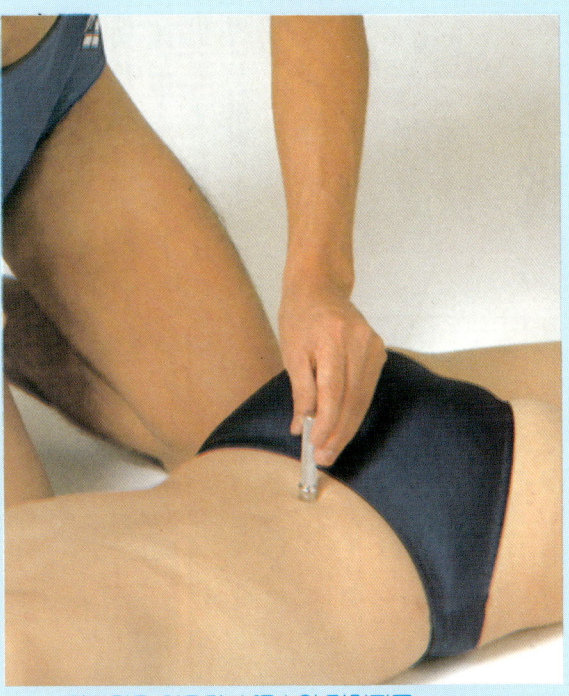
*집모침을 이용한 大腸兪의 경혈자극

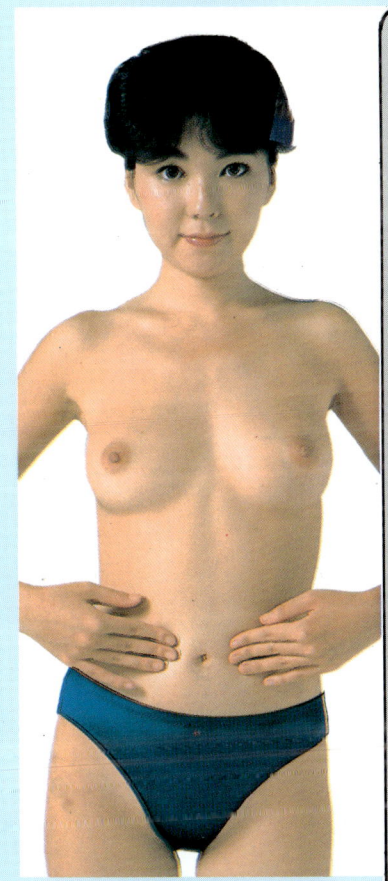
*중지를 이용한 天樞의 경혈자극

잘 자고 잘 먹고 시원하게 배설하는 것이 건강의 척결이다.
　그런데 변비는 남자에 비해 여성이 많고 미용에 큰 해를 끼치므로 고민하고 있는 사람이 적지 않은 것 같다. 대변을 3일 이상씩 보지 않았다고 하면 변비라고 생각해도 좋으며 10일 이상씩이나 못보는 이도 있다고 한다. 변을 보기 전이나 도중에 아랫배가 아프거나 간신히 보았다고 해도 토끼똥같이 굳고 동글동글하면 안좋은 것이며 심하게 되면 두통이나 구토, 불면증까지 생기게 된다.
　변비중의 대부분은 상습성변비라 불리우는 것이며 일상생활에서는 식사, 습관, 환경등에 따라 생기는 기능적인 것이다. 편식과 운동부족이 주원인이지만 여행등에서 습관이나 환경이 바뀌었을 때 정신적인 긴장이 계속되었을 때에도 변비가 발병할 수 있다. 화장실을 가고 싶을 때에 참는 것도 상습성변비의 커다란 원인의 하나이다.
　또 직장암 등의 위장병이나 복부장기 수술후의 유착에 의해 장이 좁아져서 생기는 것이 기질성변비이다. 임신중에 자주 변비가 생기는 건 자궁이 커져서 장을 압박하기 때문이다.
　일시적인 치료에 의존하지 말고 경혈요법으로 완치하는게 좋다. 하루 1회는 반드시 화장실에 가는 습관을 들이고 섬유질이 많은 야채를 먹는다. 적당한 운동을 하는 등 이상의 일이 치료, 예방에 무엇보다도 중요한 일이다. 냉수나 소금물, 우유를 마시는 것으로도 치료될 수 있다.

<table>
<tr><td>*병용경혈*
百會48 復溜39 神門68
膻中80 氣海70</td><td>## 저혈압, 빈혈</td><td>심장병의 예방에도 효과가 있다.
심유(心俞)의 경혈을 잡는 법</td></tr>
</table>

심유의 경혈은 뒤쪽에 있다. 목을 앞으로 푹 숙였을 때에 튀어나오는 곳, 목 뒤쪽의 큰뼈를 제7경추의 극돌기라 하나 여기에서 아래쪽에 12개 흉추로 이어져 있다.

그 제5흉추의 극돌기 밑언저리에서 좌우로 2횡지(둘째손가락과 가운데손가락의 모은폭)부분이 심유경혈이다. 이 경혈은 저혈압, 빈혈 뿐만 아니라 심장병에도 대단한 효과를 얻는 경혈이다.

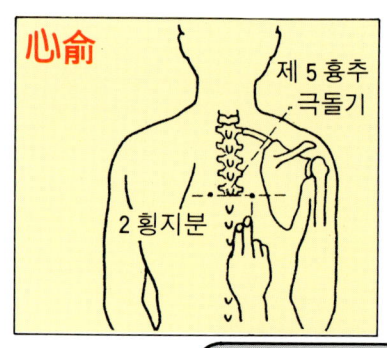
心俞 / 제5흉추 극돌기 / 2횡지분

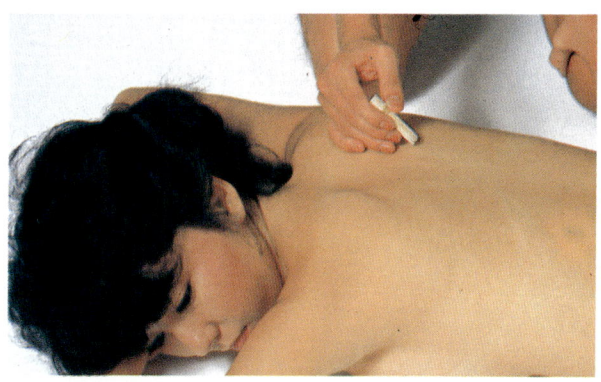
*묶은 이쑤시개를 이용한 心俞의 경혈자극

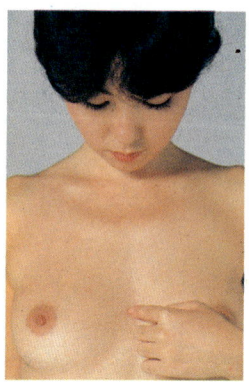
*검지를 이용한 경혈자극

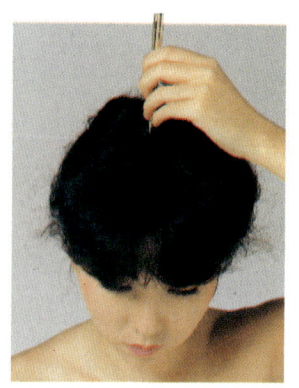
*볼펜을 이용한 百會의 경혈자극

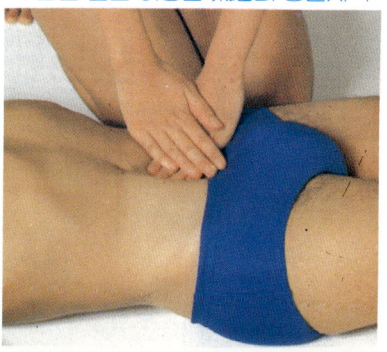
*겹친 손을 이용한 氣海의 경혈자극

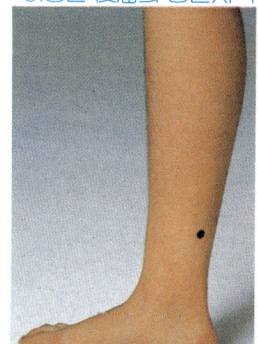
*은립을 이용한 復溜의 경혈자극

저혈압인 사람은 비교적 잠자리가 나쁘고 일에 의욕이 안 생기는 것이다. 악화가 되면 하루종일 몸이 고달프고 기력이 없어서 일에도 정신을 집중할 수 없고 인생을 헛살고 있는 것같은 기분인 것이다. 이외의 증상으로서 피로하기 쉽다. 싫증, 두통, 머리가 무겁고, 두근거리고, 호흡곤란, 어깨가 무겁고, 식욕부진, 변비, 냉증이나 생리불순 등에서 저혈압이 원인이 되어 있을 경우가 의외로 많다.

저혈압과 비슷한 증상으로 빈혈이 있으나 이것은 혈액속의 적혈구 부족으로 헤모글로빈의 부족에 의해 산소가 충분히 공급되지 않기 때문에 일어난 것이며 저혈압과는 관계가 없는 것이다. 빈혈로 쓰러졌을 때에는 우선 발을 높게 해주고 머리를 낮추며 발쪽을 주물러서 피흐름을 원활하게 유도해야 한다.

저혈압이거나 빈혈이나 모두 발병의 이유는 많고 그중에는 중대한 병이 원인이 되었거나 이것들의 전초증세일 수도 있으니 의사의 진단을 필히 받아보아야 한다.

심유의 경혈은 저혈압 증세인 사람, 빈혈 증세인 사람의 누구에게도 도움이 된다. 또 고혈압인 사람과 마찬가지로 아침에 일어났을 때에는 가운데손가락, 네째손가락, 작은손가락을 합쳐서 맛사지 하는 것도 좋다.

축농증 비염

* 병용경혈 *
合谷 37　風池 85
天柱 50　尺澤 63

답답한 코막힘을 뚫어준다.
상성(上星)의 경혈 잡는 법

상성(上星)은 머리의 정점과 미간의 중앙을 연결하는 정중앙선위에 있다. 확실한 방법으로 찾으려면 손바닥의 볼록한 곳을 코 위쪽 미간의 위치에 갖다 댄다.

그리고 작은손가락을 뻗쳐서 정중앙선에 해당되는 곳이 바로 그 경혈인데 누르면 통증을 느끼게 된다.

또 한 가지 축농증의 증상에 최고의 효과가 있는 경혈로는 중곡 비점(中谷鼻點)이 있다.

눈안쪽 밑으로 1cm정도 지점의 코 기둥의 바깥쪽인데 이곳을 맛사지하면 코막힘이 시원하게 뚫린다.

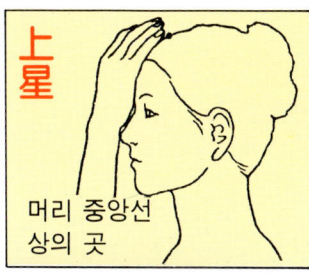
上星
머리 중앙선
상의 곳

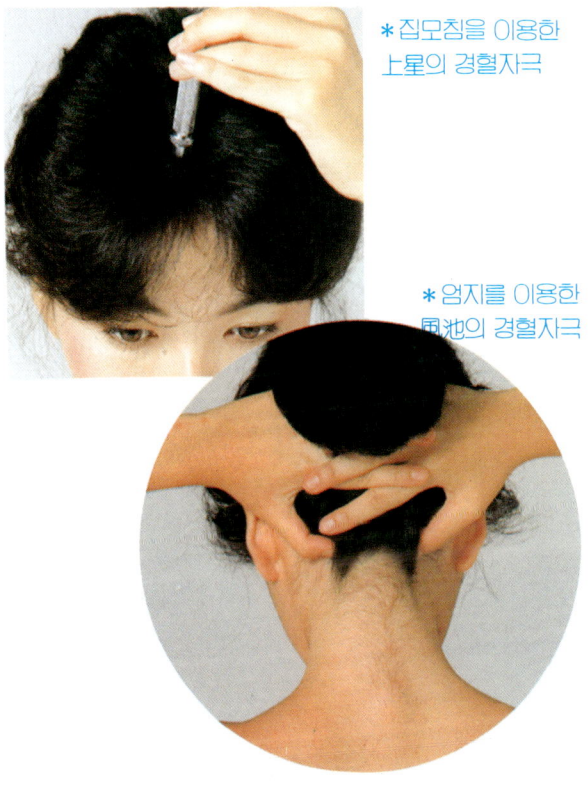
* 집모침을 이용한 上星의 경혈자극
* 엄지를 이용한 風池의 경혈자극

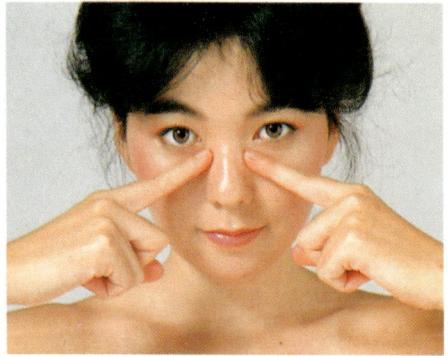
* 검지를 이용한 경혈자극

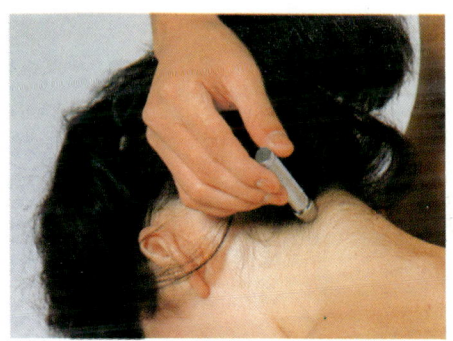
* 집모침을 이용한 天柱의 경혈자극

축농증 뿐만 아니라 심하게 유행하고 있는 알레르기성 비염에 의한 코막힘이나 계속나오는 콧물에 의해서 괴로움을 당하는 사람은 의외로 많다.

코에는 비강(鼻腔)에 이어서 부비강이라 하여 공기를 함유한 강동이 있고 들이마신 공기의 온도나 습도를 조정하는 작용을 거기에서 하고 있다.

이 병은 거의 상악동(上顎洞)의 점막이 염증을 일으켜서 농즙이 고인 것인데 축농증이라 한다. 걸음을 걸을 때에도 머리가 제멋대로 울리고 언제나 무엇을 이고 있는 것 같으며 집중력이나 기억력이 약해지는 고질적인 병이다.

이 축농증을 완치하는 약은 아직 없는 것 같으며 상성의 자극은 축농증에서 오는 코막힘, 혹은 알레르기성 비염에 의한 코막힘, 콧물을 그치게 하는 데에 큰 효과를 얻을 수가 있다.

흔히 코막힘 증상에서 옆으로 누웠을 때 자연적으로 베개 반대쪽 코막힘이 낫을 때가 있다. 이것은 머리의 무게에 의해 베개에 대고 있는 쪽의 얼굴피부가 자극되어 피흐름이 좋게 되기때문이며 피부의 자극과 코막힘과 밀접한 관계가 있다는 것을 뜻한다고 볼 수 있다.

축농증 ③③ 병별, 자신이 치료하는 경혈

병용경혈
合谷37 志室67 中脘26
關元36 期門24

두드러기

체질개선을 하는 기분으로
느긋하게
견우(肩髃)의 경혈 잡는 법

팔을 펼쳐서 수평으로 올렸을 때에 어깨와 팔의 접촉부에 있는 들어간 부분. 들어간 곳이 두개가 생길때는 앞쪽의 들어간 곳이 견우의 경혈이다.

또 두드러기에는 견우외에 지실(志室)도 효과가 있는 경혈이다.

두드러기의 증상이 나타났을 때에는 뜸이나 집모침으로 치료를 한다. 체질개선을 위한다면 은립을 붙이는 것으로 상당한 효과를 얻을 수가 있다.

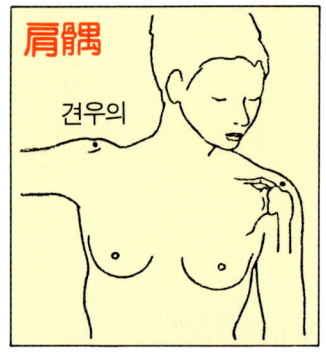

혼히 고등어를 먹고 1, 2시간 정도 지난 후에 갑자기 몸이 가려워지며 피부에 경계가 정확한 융기가 생겨 어찌할 바를 모를 만큼 신체에 변화가 오는 사람이 있다. 이것은 음식에 의한 알레르기성의 두드러기이다. 알레르기성으로는 음식 외에 약품이나 화장품, 꽃가루, 먼지로 인해 일어나는 것이 많다.

또 태양광선, 온도차 등의 물리적인 원인에 의해 생기는 것과 정신적인 것으로도 생기는 수가 있다.

두드러기의 발진은 1, 2시간정도로 쉽게 없어지는 사람도 있고 수개월 증상이 계속 되거나 수년간에 걸쳐 반복되는 체질도 있다.

만성두드러기는 좀처럼 치료하기가 곤란하지만 끈기있게 경혈요법을 계속하면 완치된다. 알레르기성의 사람은 체질개선을 한다는 기분으로 경혈요법을 꾸준히 계속하는 것이 중요하다.

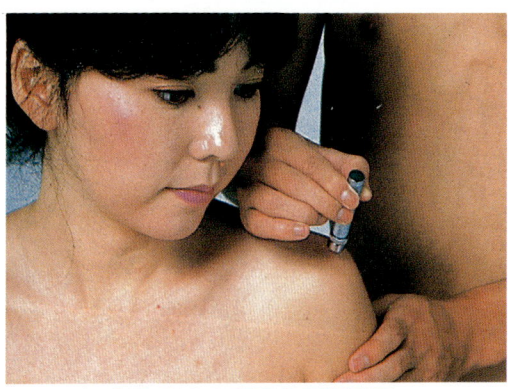

*겹친 손을 이용한 關元의 경혈자극

*집모침을 이용한 견우의 경혈자극

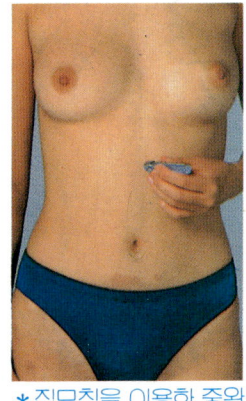

*집모침을 이용한 중완의 경혈자극

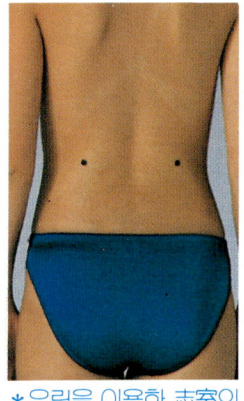

*은립을 이용한 志室의 경혈자극

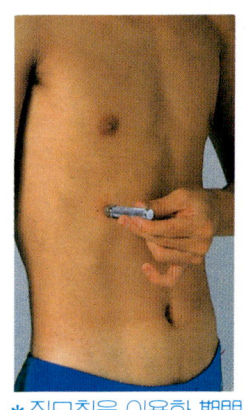

*집모침을 이용한 期門의 경혈자극

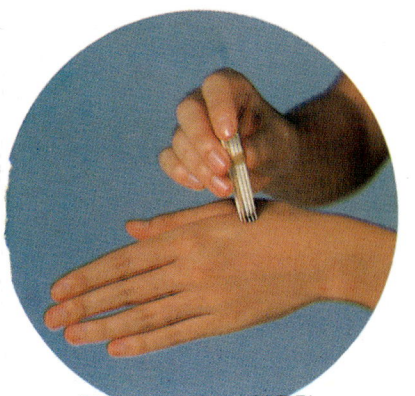

*묶은 이쑤시개를 이용한 合谷의 경혈자극

병용경혈
百合 48 次髎 72
大腸俞 46 血海 38

치 질

심한 통증을 없애 준다.
공최(孔最)의 경혈 잡는 법

팔을 굽히면 관절부에 커다란 주름이 생긴다. 이 곳을 주와횡문(肘窩橫紋)이라 한다. 이 바깥쪽의 끝에서 횡문에 따라 안쪽에 2cm의 곳에 척택(尺沢)이라는 경혈이 있다. 이것과 손바닥을 위로 놓고 손목의 엄지손가락쪽 바로 옆에 있는 복숭아뼈처럼 나와있는 뼈를 연결한 선 위에서 팔꿈치쪽(尺沢)에서 4횡지(둘째, 셋째, 넷째, 작은손가락의 모은폭)의 곳이 공최(孔最)의 경혈이다. 이곳은 담배뜸과 같은 것으로 따겁게 자극을 반복하면 매우 효과적이다.

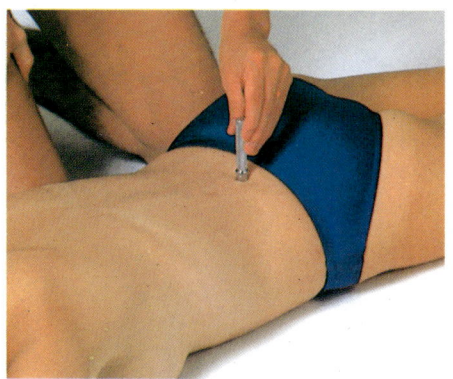
＊집모침을 이용한 大腸俞의 경혈자극

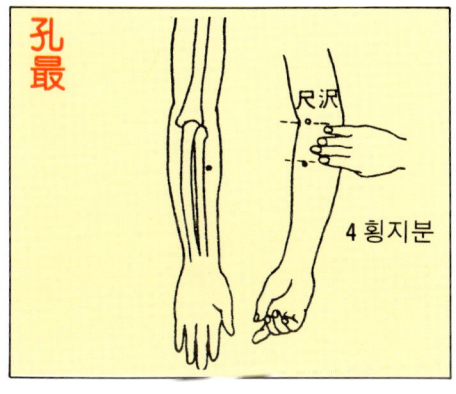

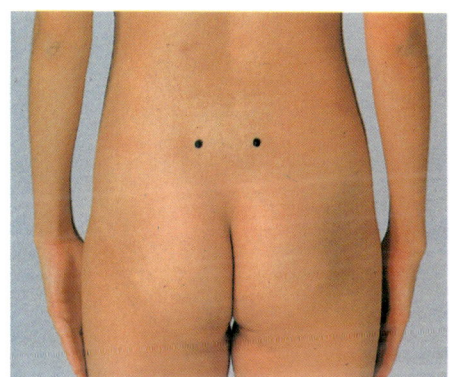
＊은립을 이용한 경혈자극

치질은 옛부터 죽을 때까지 낫지 않는 병이라고 여겼다. 현재도 수술할 정도로 중증은 아니지만 약을 써도 별 차도가 없어서 고민하는 사람이 많다고 한다. 치질은 크게 나누어서 치핵(痔核), 열홍(裂肛), 치루(痔瘻)의 세 가지가 있다. 그중 치루는 결핵성의 것이 많으므로 전문의의 진단을 받아야 한다.

그러나 다른 것은 중하게 되었을 경우는 별도이지만 가정에서의 치료로서 경혈요법이 대단히 효과적이다. 특히 통증을 없애기 위해서는 공최, 탈홍일 때는 백합의 경혈이 잘 듣는다고 한다.

빠른 시일 내에 치질을 고치기 위해서는 경혈요법을 하는 동시에 항상 국부를 청결하게 유지할 것 자극성 비누는 피하고 미지근한 물로 잘 씻는 것이 좋다) 변비가 되지 않도록 규칙적인 생활과 음식에 주의할 것, 강한 향미료를 피할 것, 알콜의 도를 넘기지 않을 것 등에 충분히 주의하여야 한다.

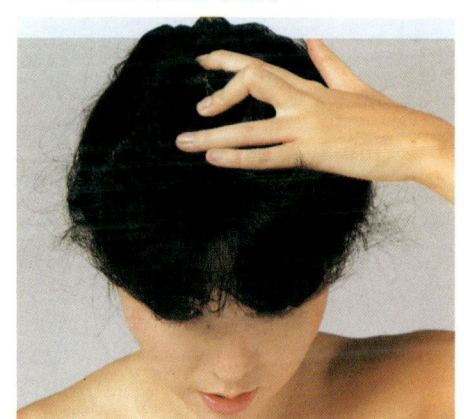
＊중지를 이용한 百會의 경혈자극
＊담배뜸을 이용한 孔最의 경혈자극

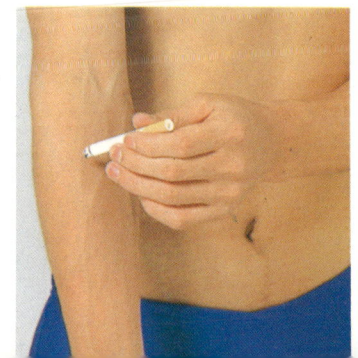

병용경혈	**여드름**	사기(邪氣)를 없애고 피부
合谷37 肩髃34 中脘26	**부스럼**	를 깨끗하게 한다.
三陰交66 志室67		관원(關元)의 경혈 잡는 법

관원(關元)이라는 경혈은 소장경의 모혈(募穴)이라 하여 소장의 이상한 기능, 사기라 하며 이것이 나타나는 곳을 말한다.

따라서 여기를 자극시킴으로써 사기를 없앨 수가 있다.

이 관원은 배꼽과 치모가 돋아난 가장자리에 해당하는 치골결합부를 잇는 선상(아랫배의 정중앙선상)에 있다. 이 연결된 선을 5등분한 밑에서 두번째가 관원의 경혈이며 배꼽에서 보면 밑으로 세치정도에 위치해 있다.

복부이므로 강하게 누르거나 손가락을 세운다는 것은 좋지가 않다. 손바닥을 대고 또 한쪽손을 겹쳐서 누르는 방법이 가장 좋다.

여드름은 사춘기가 되면 갑자기 성호르몬이 증가함으로써 기름을 내는 선이 커져서 털구멍에 지방이나 분비물 등이 막혀서 세균이 감염되어 생긴다.

부스럼은 연령에 상관없고 특히 소장 등의 소화기작용에 이상이 생겼을 때 변비 등의 증상과 함께 생기는 것이며 어느것이나 미용의 큰 적이 된다.

여드름 치료는 자주 얼굴을 닦고 피부를 청결하게 해두는 것이 가장 중요하나 본래의 원인인 내분비계통의 기능을 정상으로 한다는 것이 경혈 요법의 최대 방법의 하나이다.

부스럼의 경우도 소화기계통의 기능에 이상이 생김으로써 나온다고 생각된다. 즉 외부에서가 아니라 내부에서 깨끗해야 된다는 것이다.

소장의 작용을 원활하게 하는 관원, 호르몬 분비의 조정에 작용하는 지실 외에 합곡 등의 병용경혈 자극이 효과적이다.

또한 수면부족은 앞에서 말한 기능을 매우 저하시키므로 미용을 위해 수면을 충분히 취하도록 하여야 한다.

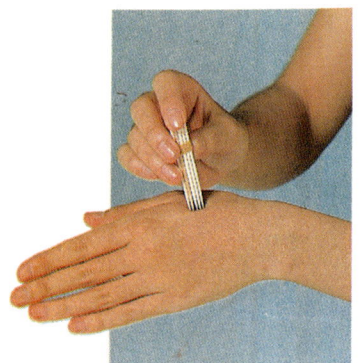
*묶은 이쑤시개를 이용한 合谷의 경혈자극

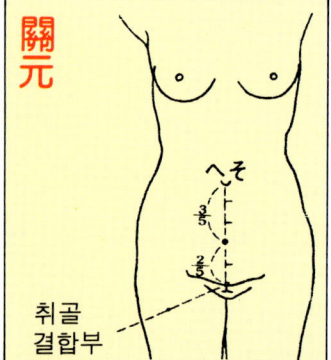

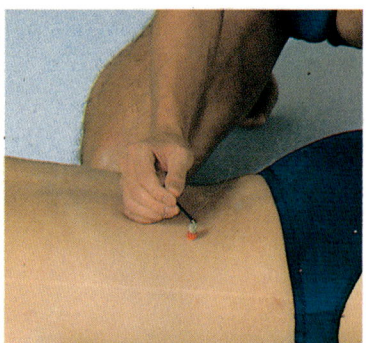
*간접뜸을 이용한 志室의 경혈자극

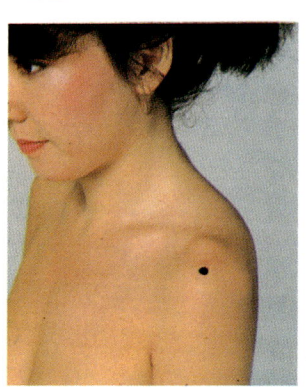
*은립을 이용한 肩髃의 경혈자극

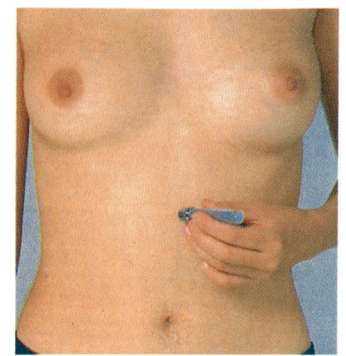
*집모침을 이용한 中脘의 경혈자극

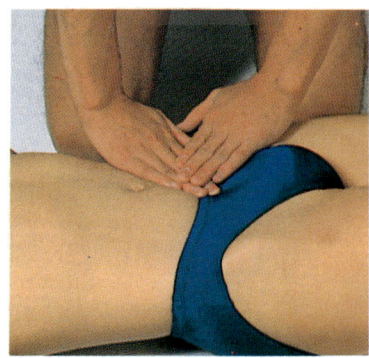
*겹친 손을 이용한 關元의 경혈자극

| *병용경혈* 특별한 것이 없음. 합곡만으로 통증이 그친다. | # 종 기 | 가끔씩 아프던 것이 딱 멎는다. 합곡(合谷)의 경혈 찾는 법 |

손등의 엄지손가락과 둘째손가락 가운데 뼈가 붙은 곳 V모양의 계곡으로 되어 있는 곳의 둘째손가락쪽에 합곡(合谷)의 경혈이 있다. 누르면 저릴정도로 아픔을 느낄 수가 있다. 여기에 연장(年壯)이라 하여 나이수만큼 뜸을 뜨면 된다.

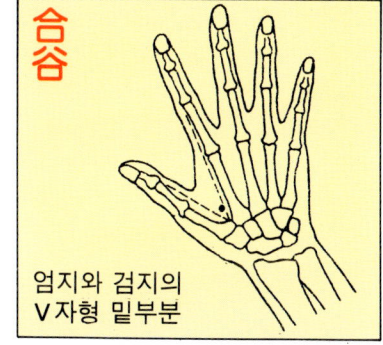

합곡
엄지와 검지의 V자형 밑부분

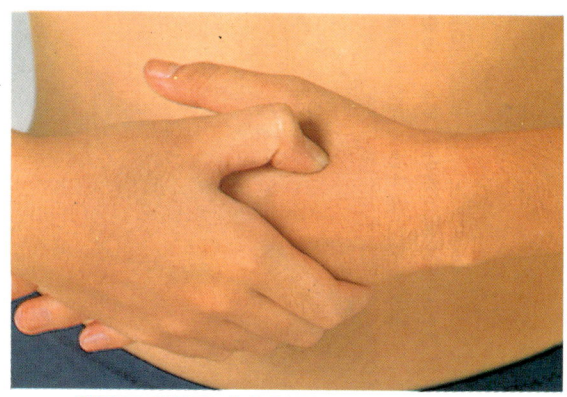

*엄지를 이용한 合谷의 경혈자극

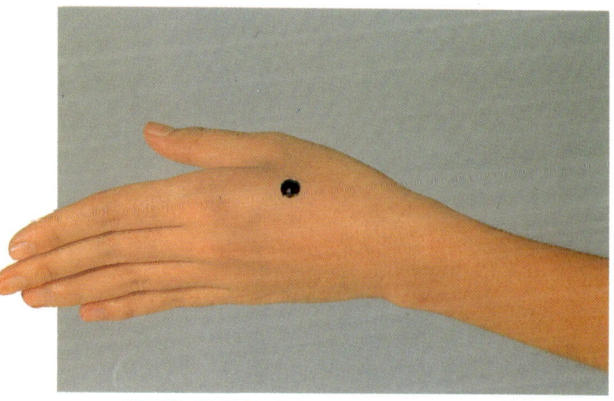

*은립을 이용한 合谷의 경혈자극

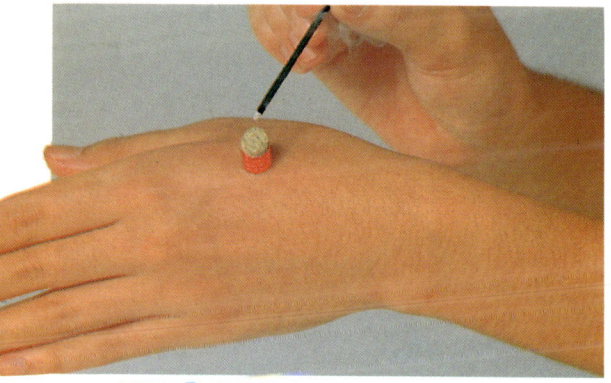

*간접뜸을 이용한 合谷의 경혈자극

뜸은 무조건 뜨거움다고 좋은 것은 아니다. 보통 60℃ 이상이 되면 사람의 몸은 거부반응을 일으키니 너무 뜨거운 뜸은 효과가 없다. 뜸으로 사용하는 풀은 수십도로 충분히 타는 성질의 것으로 되어 있으므로 너무 뜨겁게 달구어서 쓸 필요는 없다.

또 다장뜸이라 하여 여러번 뜸을 뜰 때에는 다음과 같은 기준이 필요하다.

처음에는 뜨겁다고 느끼던 것이 여러번 반복하면 뜨거운 걸 느끼지 못한다. 또한 뜸을 뜨면 꼭 쏘는것 같은 아픔과 따거움을 느끼게 된다. 이 때가 가장 효과적이므로 그 상태에서 그치면 된다.

종기는 피부의 털구멍에서 화농균이 들어가 생기는 것으로 통증을 수반한다. 종기의 규모가 작은 것을 절〔癤〕(부스럼), 큰 것을 옹〔癰〕(등창)이라 하며 부스럼이 얼굴에 나타나는 것을 면종이라고 한다.

종기는 빨갛게 부어오르고 중앙에 노란농점이 있고 누르면 아프고 심하게 되며 쿡쿡 쑤시게 된다.

얼굴에 나는 면종 등의 종기에는 합곡의 뜸이 제일 좋다. 빠른 시일에 하면 이것만으로도 낫게 된다. 심하게 되었을 때는 역시 항생물질에 의한 치료가 좋겠지만 그 참을 수 없는 통증은 합곡의 뜸으로서 금방 멈추게 된다.

또 어린이에게 습진이 심하게 생겼을 때에도 효과적이다. 어린이의 경우 피부가 약하므로 뜸자국이 남지 않는 간접뜸을 권한다.

* 병용경혈 *
陽陵泉89 次髎72
中極41 三陵交66 大赫74

생리불순

생리불순을 정상으로 되돌린다.
혈해(血海)의 경혈 찾는 법

먼저 무릎뼈(膝蓋骨) 안쪽의 위 끝을 찾아낸다. 무릎을 굽히지 않고 다리를 똑바로 뻗었을 때 찾아내기가 쉽다.

여기서 곧바로 위에 3횡지(둘째, 가운데 넷째손가락을 모은폭)의 곳에 혈해의 경혈이 있다. 이 부분의 반대쪽 대칭점이 양구(梁丘)의 경혈이다.

간접뜸이 효과적이다. 엄지손가락으로 배를 누르는 것도 좋다.

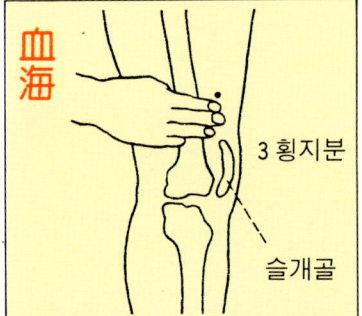
血海 3횡지분 슬개골

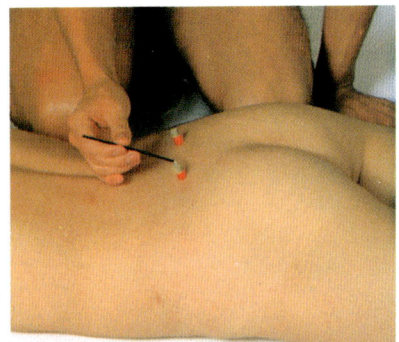
* 간접뜸을 이용한 경혈자극

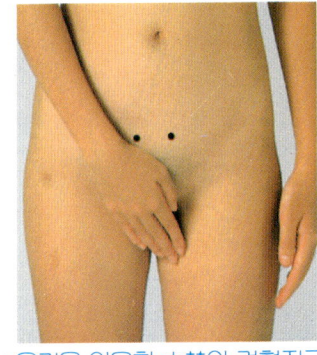
* 은립을 이용한 大赫의 경혈자극

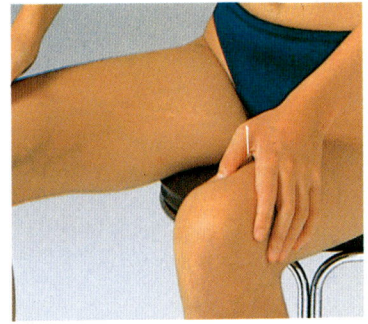
* 엄지를 이용한 血海의 경혈자극

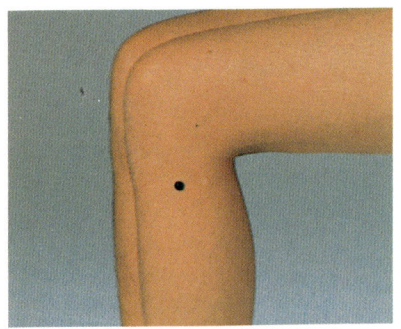
* 집모침을 이용한 中極의 경혈자극

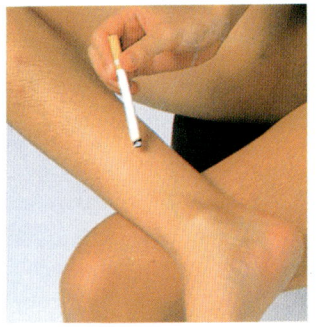
* 담배뜸을 이용한 三陵交의 경혈자극

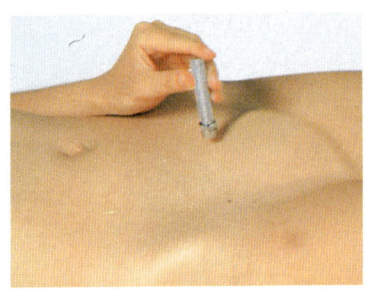
* 은립을 이용한 陽陵泉의 경혈자극

생리불순의 주요한 증상은 월경에 따르는 출혈량이 대단히 많은 과다월경, 반대로 적은 과소월경과 월경의 주기가 20일 이하로 짧아지는 빈발월경, 2~3개월에 한번이라는 긴 휘발월경으로 나눌 수 있다.

월경은 자손을 남기기 위한 여성에 주어진 존엄한 생식 기능 표현의 하나이며 몇가지 호르몬의 복잡한 일이 작용하고 있다. 월경불순의 원인은 이것들 호르몬의 분비나 리듬의 이상이다. 월경의 주기는 대뇌에 있는 시상하부라는 곳에 그 리듬을 정하는 생물시계가 있어 조절되고 있다. 시상하부는 식욕이나 수면, 체온이나 수분의 조절, 그리고 성기능의 중추가 있는 곳이므로 무리한 감식, 수면부족 등이 생리불순을 초래하는 원인이 될 수 있다.

또 정신적인 불안이나 정서의 불안정에도 영향을 받기가 쉽고 이것들이 생리불순의 원인이 되는 예도 많다.

혈해의 경혈은 출혈을 멈추게 하거나 양을 조절하는데 효과적이다. 이외에 제시한 경혈에서 호르몬의 분비나 리듬의 조절을 하고 골반내의 혈액순환을 원활하게 만들도록 하자.

병용경혈
志室 67 氣海 70 三陰交 66
次髎 72

냉 증

활력을 찾아서 냉증을 격퇴하자.
복류(腹溜)의 경혈 찾는 법

안복사뼈의 위 3 횡지(둘째, 가운데, 넷째손가락의 모은 폭), 아킬레스건의 안쪽가장자리의 곳에 복류의 경혈이 있다.

복류(復溜) 의 자극은, 간접뜸, 담배뜸이라는 것은 천천히 오는 뜸이며 뜨거움을 느끼지 않을 때까지 하면 효과적이다. 처음에 뜨겁던 것이 일단 느끼지 않게 되고 다시 콕 쏘는듯 따거워질 때가 가장 효과가 있을 때이다. 바늘과 같은 것으로 순간적으로 자극을 주는 것은 좋지 않다.

또 지압보다도 유연(揉然)이라 하여 손가락의 배나 손바닥을 사용해 부드럽게 문지르는 것이 좋다. 은립의 첨부를 계속 하는 것도 좋은 방법이다.

이때 이틀마다 먼저 붙였던 곳에서 조금씩 위치를 바꿔 붙이는 것도 비결의 하나이다.

다리, 허리가 시리고 밤잠을 이루지 못하거나 여름에도 두꺼운 하의나 양말을 신어야 한다는 사람이 의외로 많다. 성인 여성의 반수는 냉증으로 고민하고 있다고 한다.

냉증의 원인은 호르몬설에서 여러 가지로 추측 하고 있으나 정확성이 없고 빈혈에서 오는 것과 심인성이라고 볼 수가 있다. 그러나 가장 많은 것은 체온이나 혈액의 순환을 지배하는 자율신경의 이상에서 오는 것이며 이것에는 어지러움증이나 식은땀 등의 자율신경실조의 증상이 따르는 것이 특징이다.

한방의학에서는 "신허(腎虛)"라고 하여 부신이나 생식기, 그것에 신체의 조정기능에 관련이 깊은 신경(腎経)이라는 경락의 작용이 저하되어 있는 사람에게 냉증이 많이 발생한다고 할 수 있다.

이 "신허"즉 신경(腎経) 작용의 저하를 회복시키는 데 가장 효과가 있는 것이 이 복류의 경혈이다.

복류의 경혈자극은 부신의 작용을 높이고 호르몬의 분비를 촉진하며 정력(성)을 세게 해주고 스트레스를 해소하는 작용이 있다. 복류는 글자 그대로 "활력을 다시 저장한다"는 경혈이라 할 수 있다.

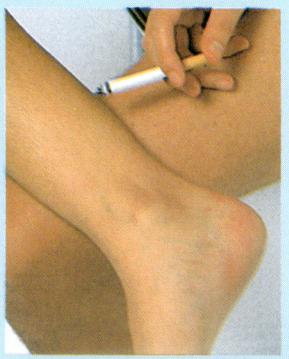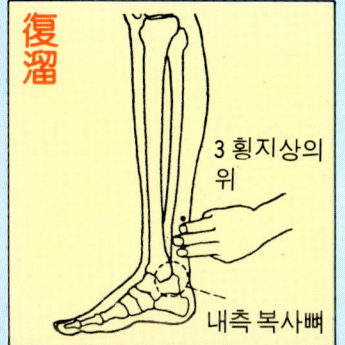

* 담배뜸을 이용한 復溜의 경혈자극

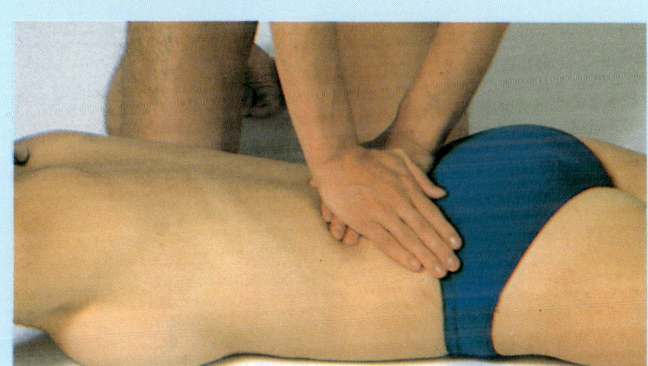

* 겹친 손을 이용한 志室의 경혈자극

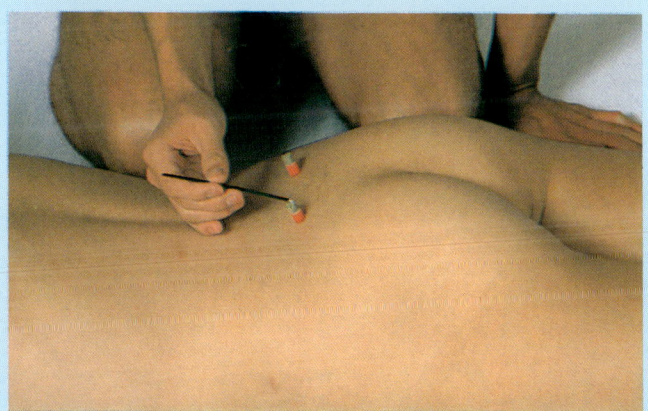

* 간접뜸을 이용한 경혈자극

* 병용경혈 *
陽陵泉89 三陰交66

발의 붓기 달아오르기

습관을 들여서 청죽밟기건강법
용천(湧泉)의 경혈 찾는 법

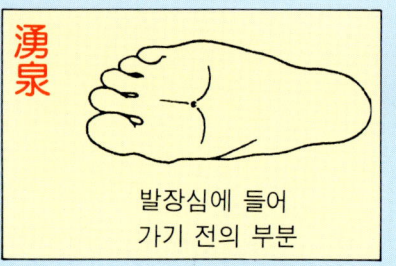
湧泉
발장심에 들어 가기 전의 부분

「누르면 생명의 샘이 솟는다」라고 하는 소문난 용천의 경혈은 발바닥에 있다. 발바닥을 오므리면 엄지발가락 밑의 군살이 있는 옆으로 커다란 주름이 산모양으로 산재된 그 정점이 용천의 경혈이며 또한 둘째발가락과 셋째발가락 사이에서 장심쪽으로 곧바로 내려온 선이 바로 장심의 입구이다.

용천의 경혈이 건강에 좋다는 것은 대부분 잘 알고 있고 중국의 청죽밟기는 매우 유명하다. 최근에는 건강 신발은 물론 발밟기 매트 등 용천을 자극하는 여러가지 상품이 나와 있으나 대부분의 좋은 건강법도 오래 계속못하는 것이 문제이다.

그래서 이 건강법을 실행하는 데는 계획을 짤 필요가 있다. 가령 전화가 있는 근처에 청죽이나 매트를 깔고 전화를 쓸 때는 항상 제자리걸음을 행하거나 화장실이나 취사장의 슬립퍼를 건강샌들로 하는 등 일상생활과 관련지으면 좋을 것이다.

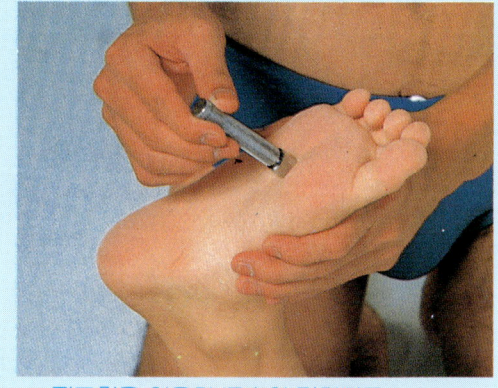
＊집모침을 이용한 湧泉의 경혈자극

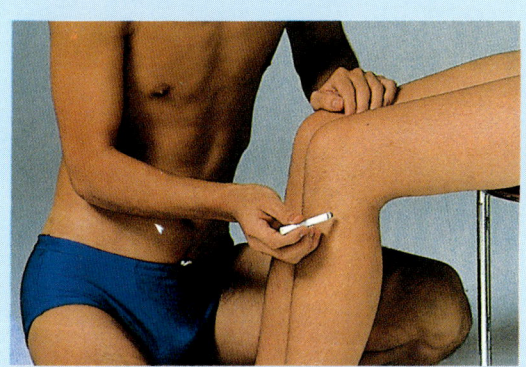
＊담배뜸을 이용한 陽陵交의 경혈자극

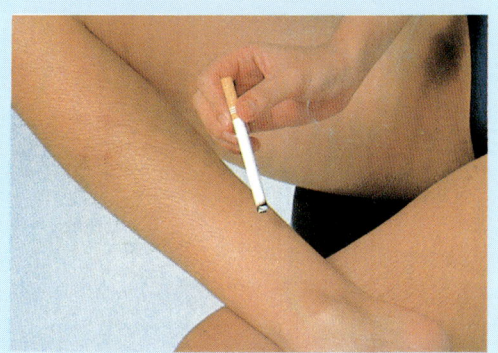
＊담배뜸을 이용한 三陰交의 경혈자극

발이 부으면 중대한 병에 걸려 있을 때가 있으므로 주의하여야 한다. 우선 심장병이면 오후에는 구두가 작은 것 같고 가슴이 뛰거나 숨이차고 더구나 기침까지 한다면 심장병으로 의심된다. 다음엔 신장병인데 이때도 발은 붓지만 우선 눈까풀 등 얼굴에서 부기가 나타난다. 부기의 자기진단은 다리정강이를 손끝으로 눌렀을때 좀처럼 원상태로 되돌아오지 않으면 부은 것이다.

이와같은 병도없이 다리가 붓거나 열이 있다는 것은 생각보다 고생스러운 것이다. 이것은 동양의학에서 말하는「신경(腎經)」의 작용 즉, 부신의 작용이나 각종의 조절기능 혹은 이뇨작용 등에 깊은 연관을 갖는 경락에 신경써야 한다. 용천의 경혈은 이 신경의 출발전에 관계되는 중요한 점이며 이 경혈의 자극은 건강유지와 증강에 대단한 효과가 있으므로 기회있을 때마다 해주면 좋다.

또 어린이는 될수있는 한 맨발로 두는 것이 좋다. 편평족이 되는 있는 방지하기도 하고 발바닥을 직접 자극한다는 것은 아직 해명되어 있지 않은 효용도 포함해서 건강상 나쁠 것이 한 가지도 없는 것이다.

병용경혈
行間75 大赫74 次髎72
百會48 身柱43

야뇨증, 빈뇨

오줌싸개나 소변이상의 특효혈
중극(中極)의 경혈 찾는 법

중극(中極)의 경혈은 치골결합부(恥骨結合部)와 배꼽을 잇는 정중앙선상의 치골결합부에서 횡지(엄지손가락폭)의 폭에 있다. 지압으로 맛사지하는 외에도 집모침에 의한 자극도 대단한 효과가 있다.

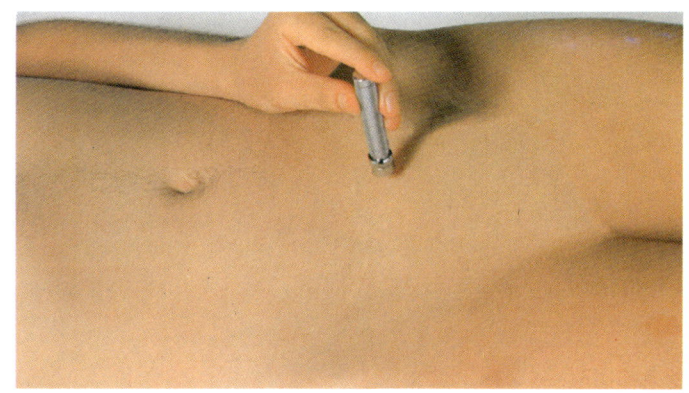
* 집모침을 이용한 中極의 경혈자극

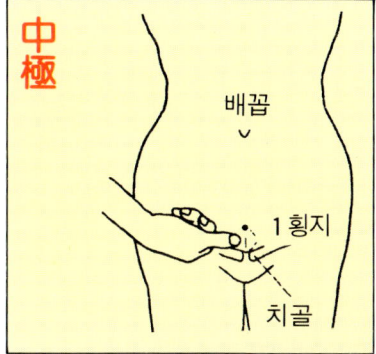

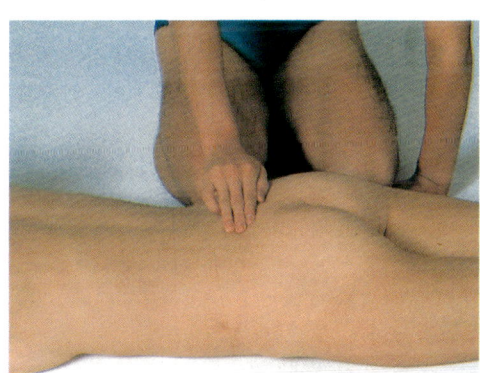
* 세 손가락을 이용한 경혈자극

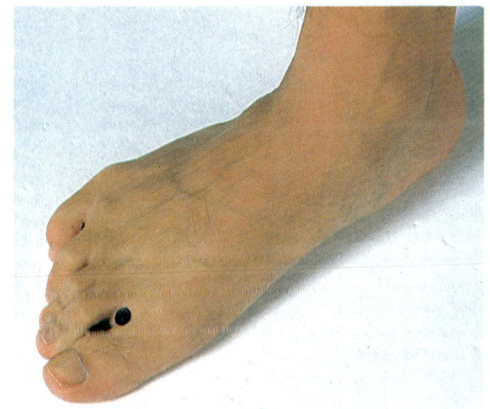
* 은립을 이용한 行間의 경혈자극

4~5살이 되어도 자면서 오줌을 쌀 때는 신장이나 방광, 요도 등의 감염이나 기능장애에서 오는 것도 있지만 거의 심리적인 것이 대부분을 차지한다. 특히 불안감이 크게 작용하는 것이므로 야뇨증은 엄마의 병이라고 할 수 있다.

대개의 경우 동생이 태어났을 경우에 소위 형병, 언니병이라는 것이며 엄마의 관심을 끌려고 무의식중에 오줌을 싸게되며 이때 너무 나무라지 않아야 한다. 그리고 오줌을 싸지 않았을 때는 칭찬한다가 엄마가 꾸중을 할 때는 아빠가 어린이의 편이되는 등 오줌 싼 것이 어린이 마음에 부담이 되지 않도록 하는 것이 중요하다. 무엇보다도 엄마가 달래주는 것이 바람직하다.

또 밤중에 어린이를 무리하게 깨워서 화장실로 가는 것도 생각할 일이다. 오줌은 방광에 오줌이 어느 일정량 고였을 때에 누고 싶은 것인데 잠자는 상태로 자꾸만 반복하면 중간량으로 무리하게 배뇨되는 것이 습관이되어 방광이 가득차지 않았는데도 배뇨하는 버릇이 생기게 된다. 밤 10시나 11시경 깨워서 정신이 든 다음 자기의 의사로 배뇨습관을 길러주는 것이 가장 중요한 것이다. 야뇨증에 듣는 중극의 경혈은 이러할 때 눌러만 주어도 어린이는 똑똑히 정신을 차려서 습관성 야뇨증을 고치게 된다.

또 산후에 줄넘기 등을 하면 소변이 나오든가 밤에 빈번히 화장실에 가는 빈뇨증이라는 것에는 중극의 경혈외에 次髎의 경혈을 자극하면 효과를 볼 수가 있다.

> *병용경혈*
> 身柱 43

허약체질

> 브러쉬요법의 반복이 한층 효과적
> 명문(命門)의 경혈 잡는 법

명문의 경혈은 제2요추와 제3요추 사이에 있는데 복부의 바로 옆에서 제일 밑에 닿는 늑골(제11늑골)의 아래가 장자리를 좌우로 연결한 선상에 해당한다.

명문의 경혈은 선천의 원기가 깃드는 곳이라고 하며 출생하면서부터 갖고 있는 체질을 건강하게 한다는 이유로 옛날부터 허약체질 개선에 자주 사용하여 왔다.

그리고 신주(身柱)와 같이 어린이병 전반에 듣는다고 전해지고 있다.

자극법으로서는 은립을 붙이든가 뜨겁지 않는 간접뜸이 좋을 것이다. 또 밤에 우는 병, 간질병 등에서도 응용하고 있지만 허약체질 개선에는 브러시요법이 효과가 있으므로 꾸준히 치료하는 것이 바람직하다.

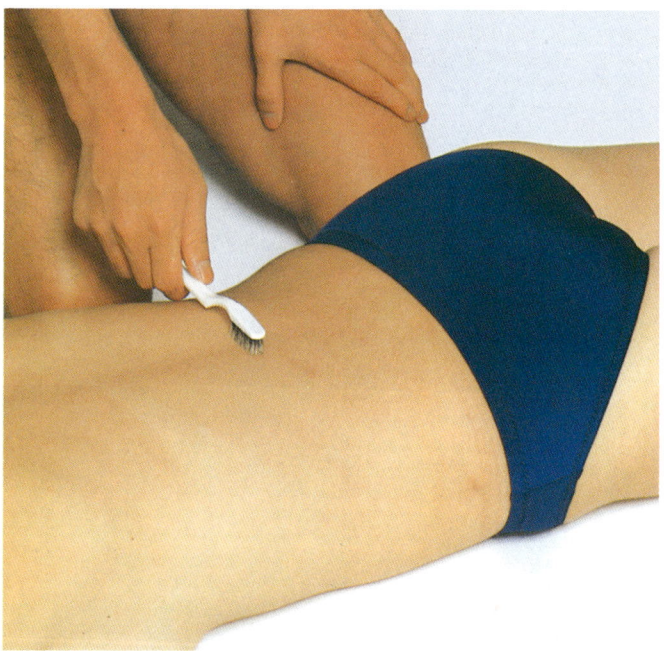
*치솔을 이용한 命門의 경혈자극

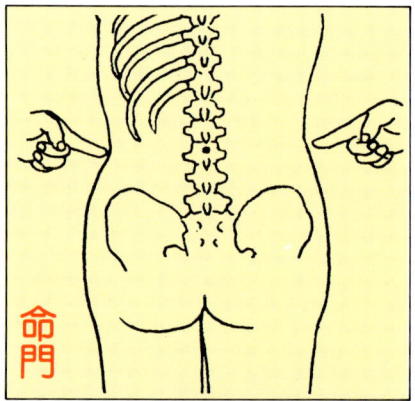

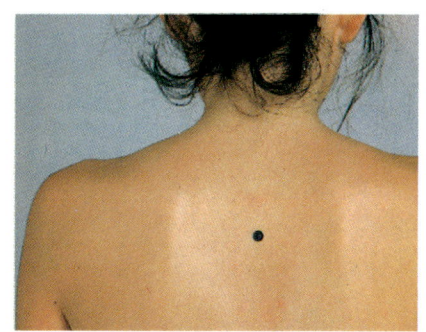
*은립을 이용한 身柱의 경혈자극

허약체질이라는 것은 앞에서 말했듯 밤에 우는 병이나 간질병은 물론이고 감기에 걸리기 쉽고 자주 기침을 하거나 소아천식으로 비실거리기도 한다. 또 소화불량을 자주 일으키며 안색이 언제나 나쁘고 토하거나 설사를 반복하는 만병의 원인이다. 허약체질 상태는 국민학교에 가게 되었어도 낫지 않는 어린이도 있겠지만 여기서는 특히 취학전의 유아의 허약체질에 대해서 논한다.

가장 주의할 것은 허약체질의 어린이에 한정된 것이 아니며 어린이의 신체라는 것은 어른신체와 똑같은 것이 아니라는 것을 잘 알아두어야 할 것이다. 각종의 기능으로서도 성인과는 다른 작용을 한다고 생각하고 절대로 어른의 신체와 비교해서는 안 된다. 어떤 이변이 있으면 반드시 소아과의 의사에게 보이도록 하고 긴급인 경우 이것의 연장으로서 경혈요법을 하든가 소아천식 등 만성적인 것에 대해서 의사와 의논한 후에 경혈요법을 하는 것이 바람직하다.

탈수상태로 죽어가던 어린이가 명문의 경혈자극으로 숨을 되돌렸다는 실례가 있었다는 것도 기억하자.

* 병용경혈 *
命門42 百會48

밤에 우는 병 간기

긴급할 때는 이쑤시개의자 극이 효과적
신주(身柱)의 경혈 찾는 법

신주는 등골의 제3흉추와 제4흉추사이 (제3흉추극돌기의 밑의 선) 에 위치한 경혈이며 어린이의 경우 쉽게 찾지를 못하므로 목 밑에 있는 커다란 뼈의 돌기(제7 경추극돌기) 부근에서 등골을 따라 살며시 손끝으로 눌러보기 바란다. 견갑골(肩甲骨) 위 3분의 1정도의 높이에서 어린이가 아파서 몸을 비트는 곳이 신주의 경혈이다.

신주와 명문의 경혈은 어린이 병의 기본조정점이라며 어린이병 전반에 잘 듣는 곳이다.

「산기의 뜸」 (신주에 뜸을 뜨는 것) 이라 하는데 어린이 이므로 간접뜸이나 은립을 붙이는 것이 좋을 것이다. 집모침에 의한 자극도 대단히 잘 듣는다. 아무 기구도 없을 때는 이쑤시개를 가지고 둥근 부분으로 가볍게 자극을 주는 것도 좋은 방법의 하나이다.

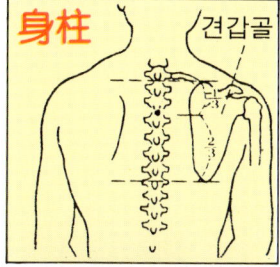

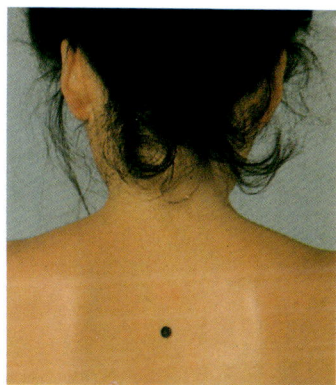
* 은립을 이용한 身柱의 경혈자극

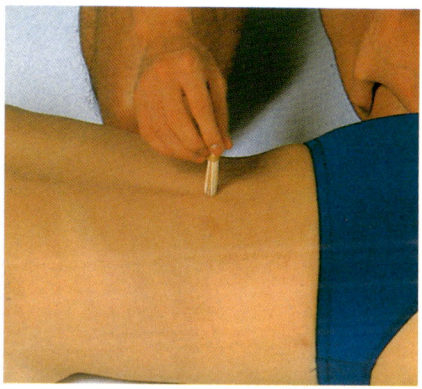
* 묶은 이쑤시개를 이용한 命門의 경혈자극

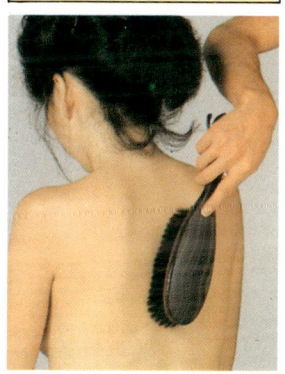
* 브러쉬로 등을 맛사지

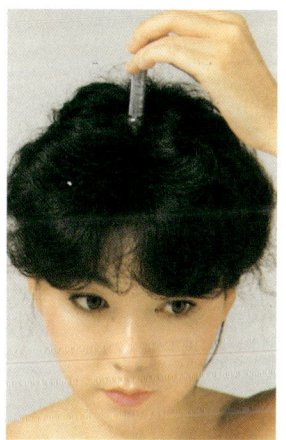
* 집모침을 이용한 百會의 경혈자극

어린이가 밤에 울고, 잠을 자고 있는 도중에 불안에 싸여서 갑자기 일어나는 밤에 놀라는 병과 같으며 소아신경증이라한다. 어른의 경우 노이로제에 해당하는 것이다. 밤중에 조그만 소리에도 겁에 질려 울어대는 것이며, 원인은 병이 잠복하고 있는 이외는 대개는 환경적인 원인에서 온다.

쉴새없이 계속되는 소음이나 텔레비, 라디오의 소리 공해 등이 어린이의 신경을 흥분시키는 외에 어린이에게 무려한 일을 강요하거나 애정이 희박하게 되었을 때에 혹은 부부사이의 싸움 등은 어린이의 신경을 과민하게 만들어서 밤에 우는 원인이 될 때가 있다.

이밖에 낮에 본 영화나 텔레비젼의 무서운 장면을 꿈에보고 울어대는 일은 흔히 있는 일이다.

간기라는 것은 이와같이 신경이 과민한 상태를 말하며 사소한 일에도 금새 놀라거나 떼를 쓰면서 울어댄다.

간기가 강해지면 때때로 경련을 일으킬 때가 있다.

옛부터 어린이의 밤에 울기, 간기에는 「산기의 뜸」이 잘 듣는다고 하고 있다. 긴급할 경우는 집모침이나 이쑤시개의 둥근 부분으로 부드럽게 자극을 주면 효과적이다.

또 체질적으로 간기가 세거나 신경과민한 어린이에게는 부드러운 브러쉬를 가지고 신체의 부드러운 곳, 가령 팔의 안쪽이던가 가슴이나 배, 등 등을 빠른속도로 문질러주는 것을 반복하여 주면 체질개선의 효과가 있다.

굳기, 마비를 없애는 즉효경혈

병용경혈
天柱50 肩井51 肩髃34
後谿86 外關65

40肩 50肩

통증을 없애고 혈액순환을
좋게 한다.
천종(天宗)의 경혈 찾는 법

등의 좌우에 견갑골이라고 하는 삼각형의 굵직한 뼈가 있다. 가슴을 펴거나 어깨를 들어올리면 크게 튀어나온 뼈이다. 이 삼각형의 바로중심에 뼈가 얇아져서 들어간 곳이 있다. 여기가 천종의 경혈이며 누르면 반응이 있다. 천종의 경혈에는 견갑상 신경 한쪽 끝에 와있고 여기에 자극을 주어서 통증을 멈추게 하고 혈액순환을 좋게 하는 것이다.

경혈요법과 병행해서 가벼운 운동이나 맛사지를 해주면 좋다. 그리고 통증이 있는 어깨를 따뜻하게 해주는 것도 매우 중요하다.

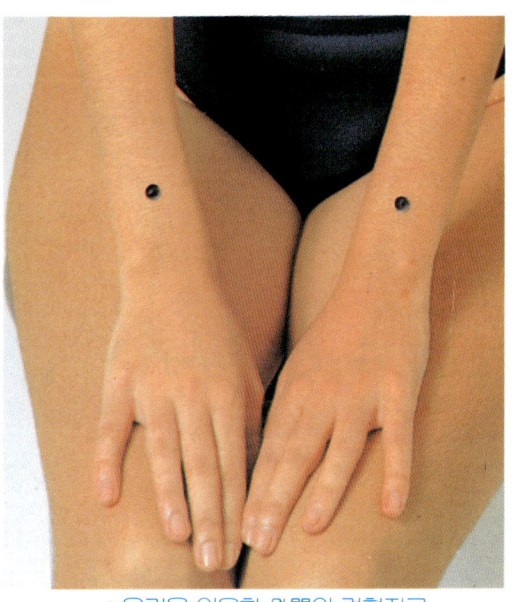
*은립을 이용한 外關의 경혈자극

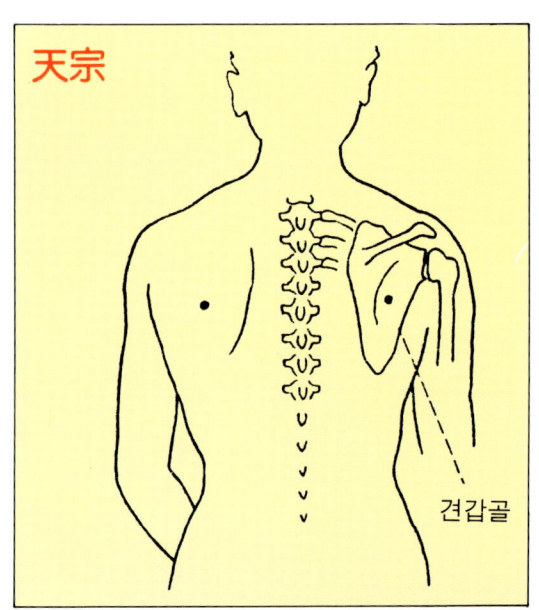

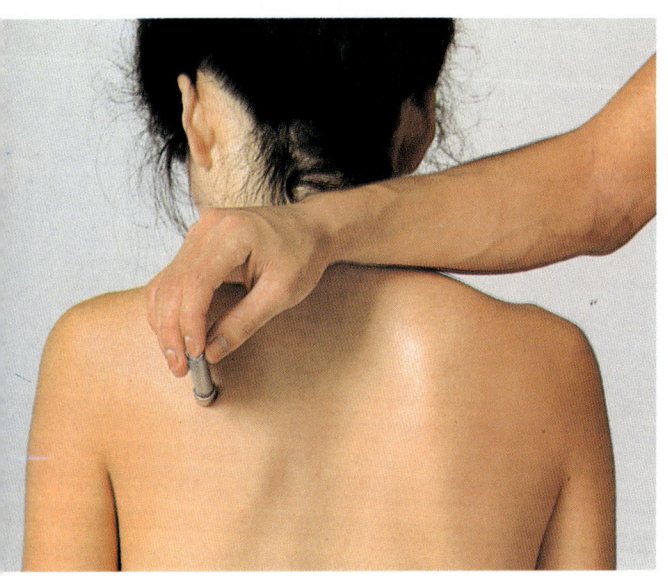
*집모침을 이용한 天宗의 경혈자극

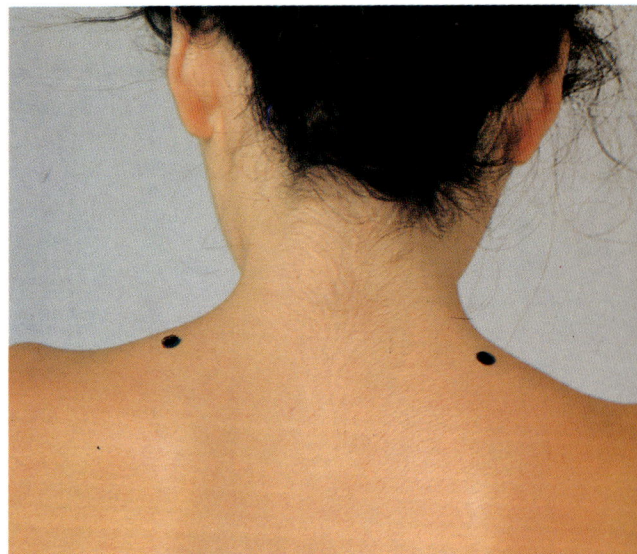
*은립을 이용한 肩井의 경혈자극

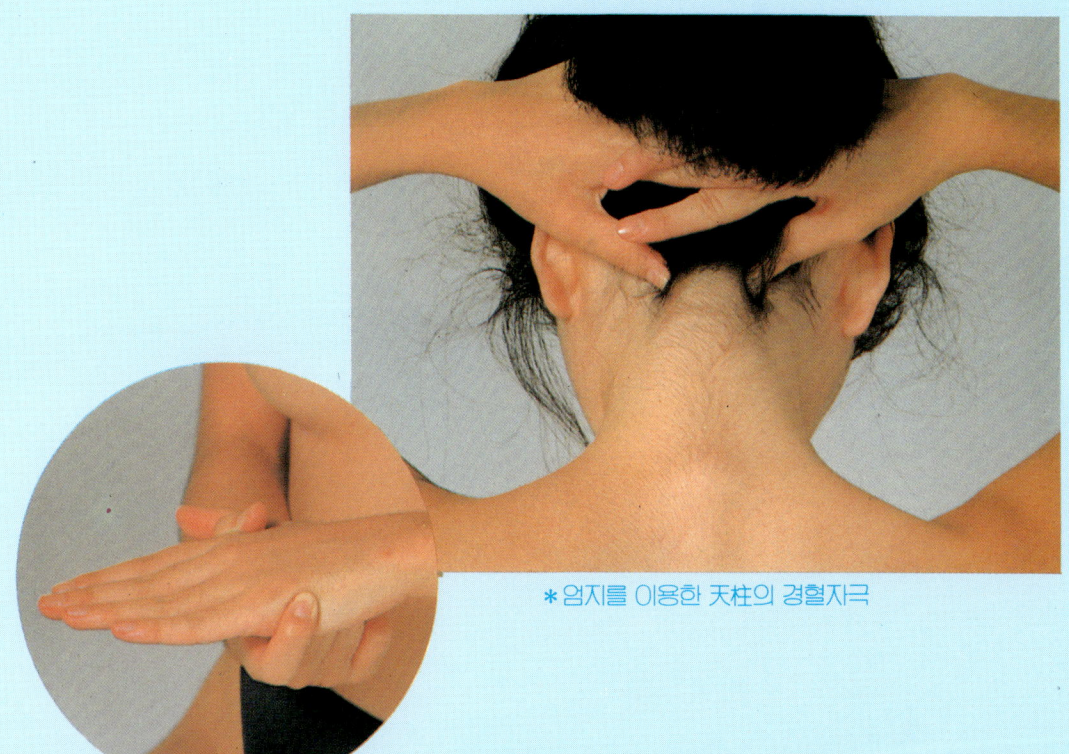

＊엄지를 이용한 天柱의 경혈자극

＊검지를 이용한 경혈자극

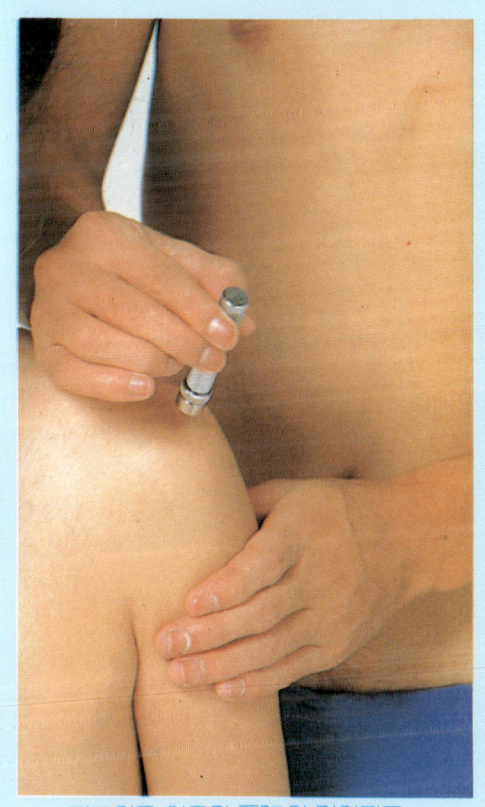

＊집모침을 이용한 肩髃의 경혈자극

무심코 어깨나 팔을 움직였을때 뚝 소리가 들리면서 통증을 느끼고 팔을 앞뒤로 움직이거나 돌릴 수가 없게되어 행동이 부자연스러워 넥타이를 맬 수 없을 정도로 되는 것이 50견의 증상이다.

소위 50견이라고 하는 것에는 두 종류가 있다. 첫째는 강한 통증을 수반하는 것이며 견관절 주위염이라 하고 근육이나 건, 신경이라는 연한 조직의 염증이던가 유착에 의해 생기는 것. 두번째는 영어로 프로우즌 숄더 (언 어깨)라 불리우는 것이며 관절 그것에 석회질이 침착하거나 변형이 있어서 어깨가 움직이지 않게 되는 것이며 이것은 통증을 수반하지 않는다.

경혈요법에서 효과가 좋은 것은 첫번째의 것이다.

통증이 있은 후, 4, 5일이 지나면 급성기도 막바지에 가까워지므로 경혈요법을 가하면서 어깨를 움직이는 훈련을 한다. 아프다고해서 너무 어깨를 쓰지 않으면 어깨의 관절이 굳어져서 움직이기가 불편하다. 무리하지 않을 정도로 어깨를 움직이는 것이 40견, 50견을 빨리 고치는 비결이다. 온습포 등의 온열치료도 효과가 있다.

병용경혈	**허리통증**	당기는 피부를 부드럽게 한다.
環跳58 志室67 中極41	**삔허리**	대장유(大腸兪)의 경혈 찾는
委中60 陽陵泉89		법

허리의 좌우에 있는 골반을 장골(腸骨)이라 한다. 이 좌우의 장골끝, 만지면 툭 나온 부분을 연결한 선과 등골이 교차한 선을 제4요추의 극돌기라 하며 이 제4요추 밑의 뼈사이에서 좌우로 가로 2횡지(둘째와 가운데손가락의 모은 폭)의 곳이 대장유의 경혈이다. 지압은 경혈의 위치에 손가락을 놓고 다른 한쪽손을 위에 겹쳐서 체중을 실은 것처럼 하면 좋을 것이다.

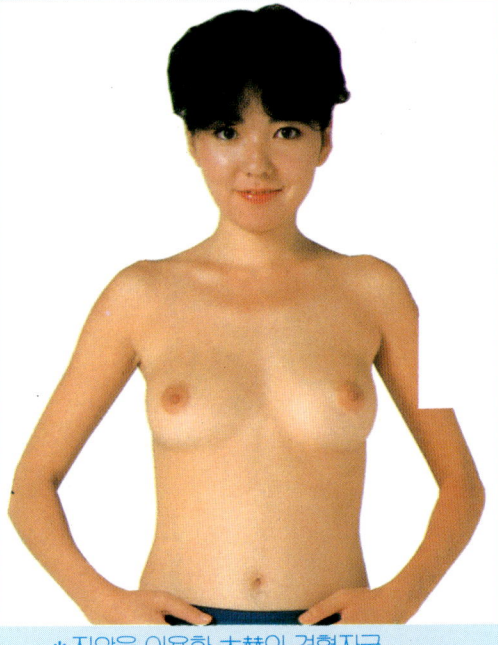

*지압을 이용한 大赫의 경혈자극

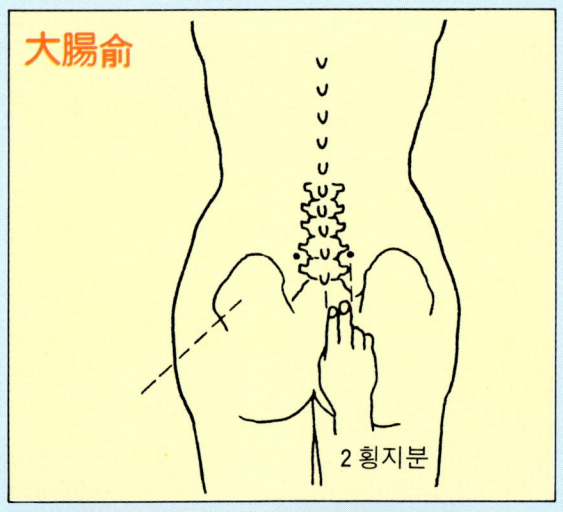

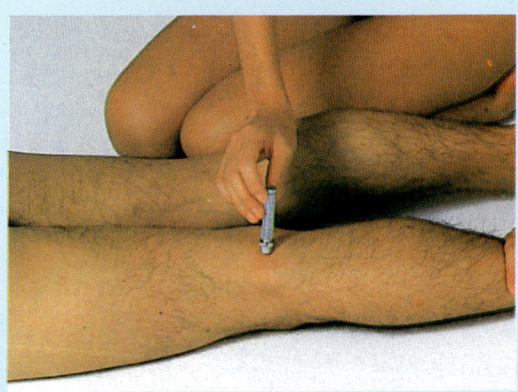

*집모침을 이용한 委中의 경혈자극

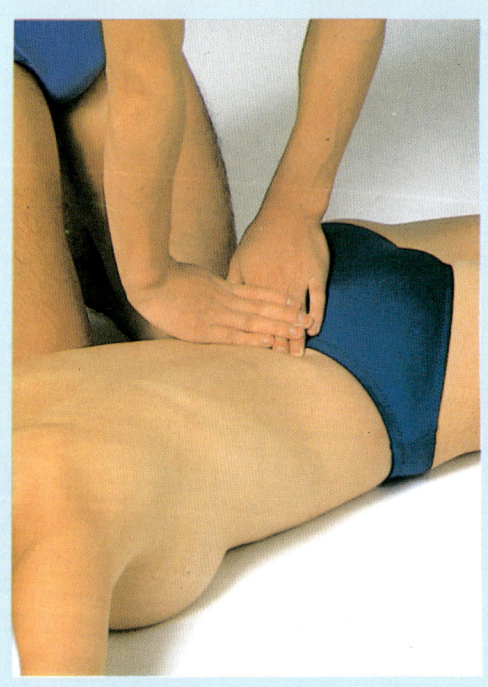

*겹진 손을 이용한 大腸兪의 경혈자극

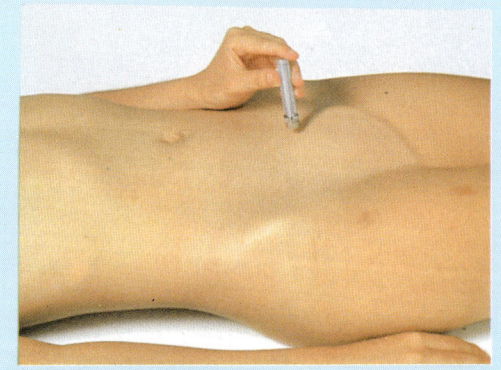

*집모침을 이용한 中極의 경혈자극

허리통증은 인류에 있어서 숙명적인것이다. 인류가 두 발로 일어서게 되면서 손이 자유롭게 되고 뇌가 상당히 발전을 하였지만 그 댓가로서 얻어진 것이 허리통증이다. 허리는 항상 무거운 머리부와 몸통을 지탱하고 있지 않으면 안된다. 때문에 허리뼈의 노화는 빠르고 변형도 많이 볼 수가 있다.

허리통증에는 여러가지 원인이 있으나 크게 세가지로 분류한다.

첫째는 허리의 근육이나 인대(靭帶), 뼈의 병이나 변형에 기인하는 것이다.

두 번째는 신경성이며 신경의 염증이나 외상 등에 의한 신경통, 뼈나 관절의 변형이나 종양에 의한 신경의 압박으로 생기는 통증을 들 수가 있다. 끝으로 관련통이라 불리우는 것이며 부인과나 비뇨기의 병 또한 위장병 등 다른 장기의 병이나 이상에 의하여 생기는 허리통이다.

갑자기 무거운 것을 들려고 하거나 무리하게 운동을 하였을 때에 생기는 심한 통증에 삔허리가 있다. 외력에 의해 근이나 건에 소출혈이나 단렬(잘림줄)이 생겨서 일어나는 것이지만 이 증상이 심한 것이 추간판(推間板) 헤르니아이다.

척추골사이에 있고 자극을 받는 역할을 하고 있는 추간판이라는 연골이 삐져나오거나 깨져서 허리의 신경을 압박하여 통증이 생기는 것이다.

이와같이 허리통증의 원인은 다양하고 원인에 따라서 나타나는 통증도 가지가지다. 허리통증의 원인을 고치는데는 전문의에 의한 치료가 필요하나 경혈요법으로서 통증을 없애거나 부드럽게 해준다. 의자에 앉는다는 등 생활양식의 개선이나 운동도 허리통증 치료에 가장 중요한 것이다.

또한 부인과 질환에 의한 허리통증에는 次髎나 大赫이 유효하다.

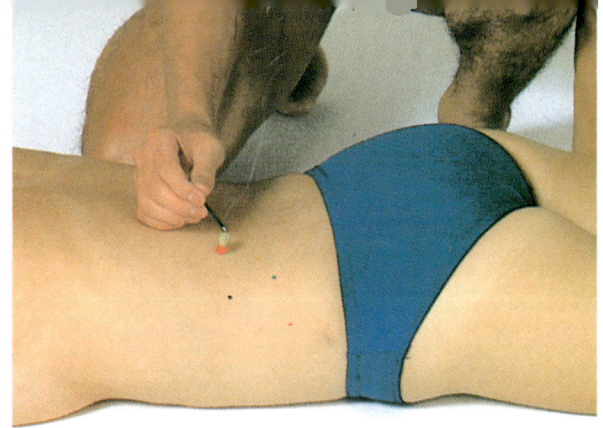

* 간접뜸을 이용한 志室의 경혈자극

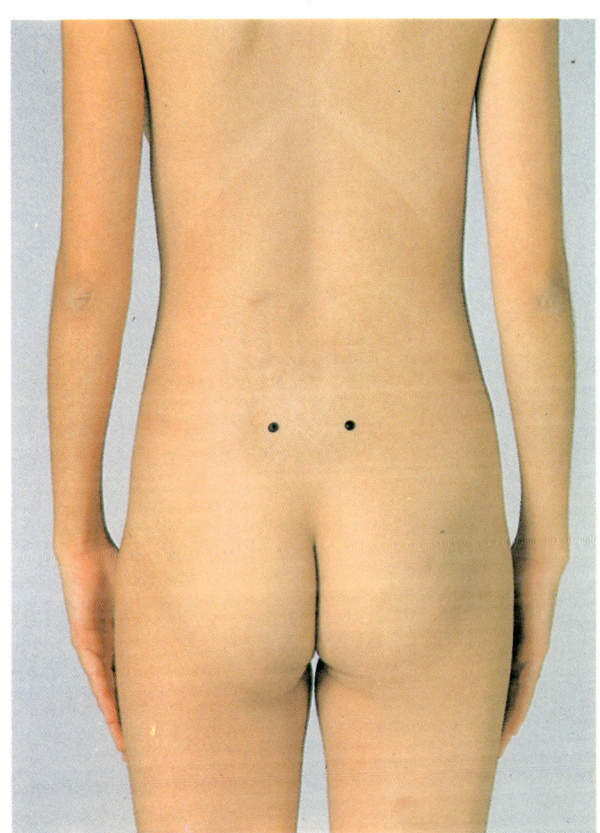

* 은립을 이용한 次髎의 경혈자극

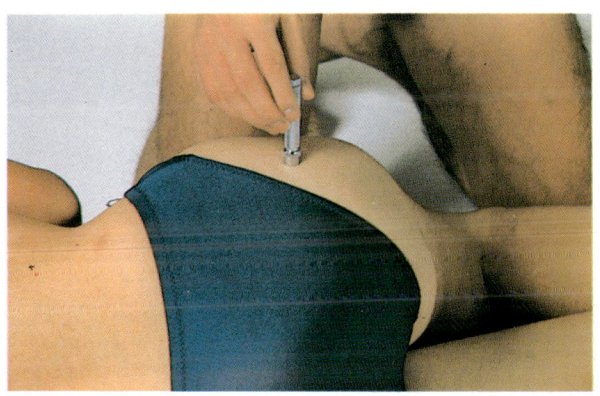

* 집모침을 이용한 環跳의 경혈자극

병용경혈
合谷 37 天柱 50 風池 85
客主人 83 足三里 18

두통, 머리가 무겁다

머리 중앙의 자극이 효과적
백회(百會)의 경혈 찾는 법

50cm 정도의 끈을 두개 준비한 다음 먼저 한개를 얼굴의 정면, 코끝에서 미간을 지나 후두부의 들어간 곳까지 똑바로 걸친다. 이것이 머리의 정중앙선이다.

나머지 하나의 끈을 머리 위를 통해서 오른쪽 귀에서 왼쪽 귀에 걸친다. 이때 귀는 앞으로 굽혀서 생기는 상부의 올라간 곳에 끈의 위치를 맞춘다. 이렇게하여 두 끈의 머리 꼭대기에서 만난점이 백회의 경혈이다.

백회라는 경혈은 내려간 것을 끌어올리는 작용을 행한다. 때문에 위하수, 자궁탈, 탈홍 등에도 잘 듣는다.

또 백회부근을 살펴보면 북종(부드러운 느낌)이 있는 사람에는 월경이상 등의 산부인과 질환 또는 자주 빈혈증세를 느끼고 있는 사람이 있어 평상시의 생활건강의 바로미터라는 역할을 하고 있다.

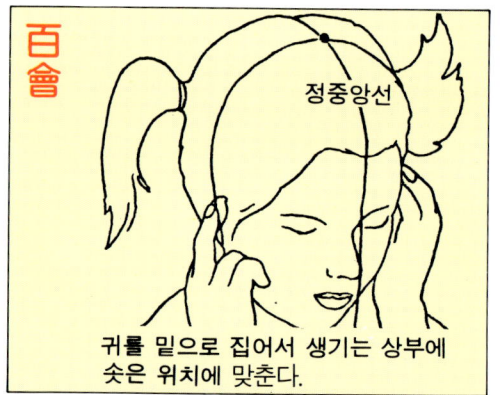
百會
정중앙선
귀를 밑으로 집어서 생기는 상부에 솟은 위치에 맞춘다.

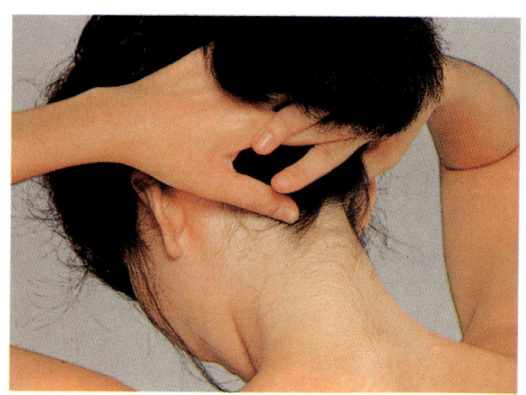
* 엄지를 이용한 天柱의 경혈자극

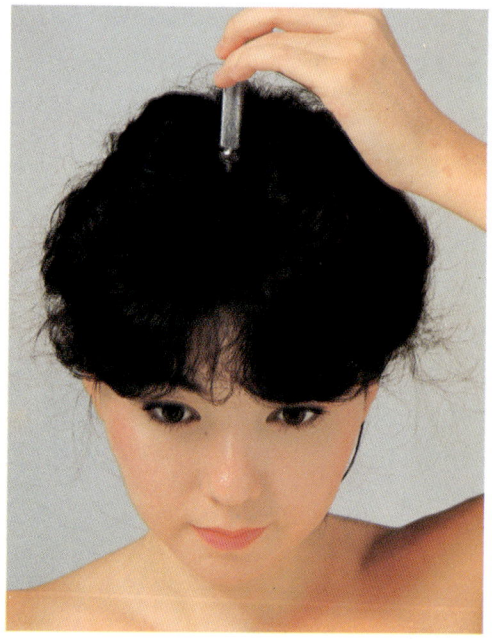
* 집모침을 이용한 百會의 경혈자극

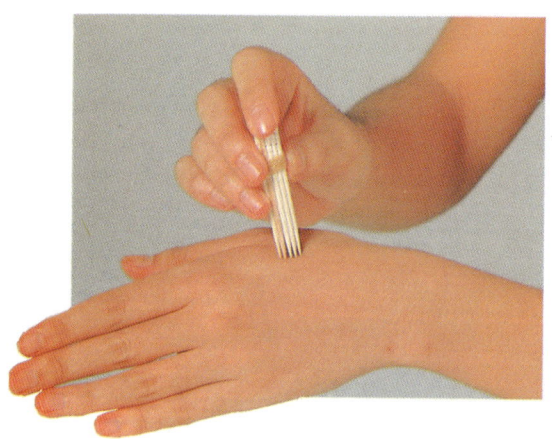
* 묶은 이쑤시개를 이용한 合谷의 경혈자극

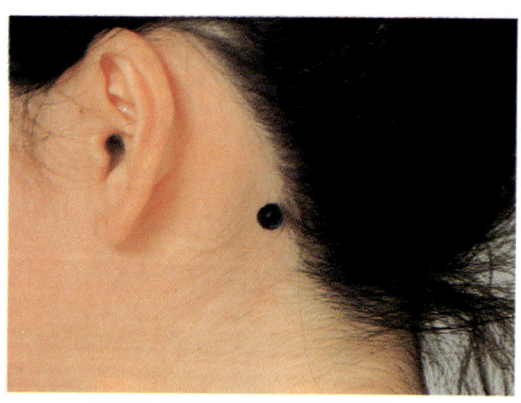
* 은립을 이용한 風池의 경혈자극

두통, 머리가 무겁다 48 굳기, 마비를 없애는 즉효경혈

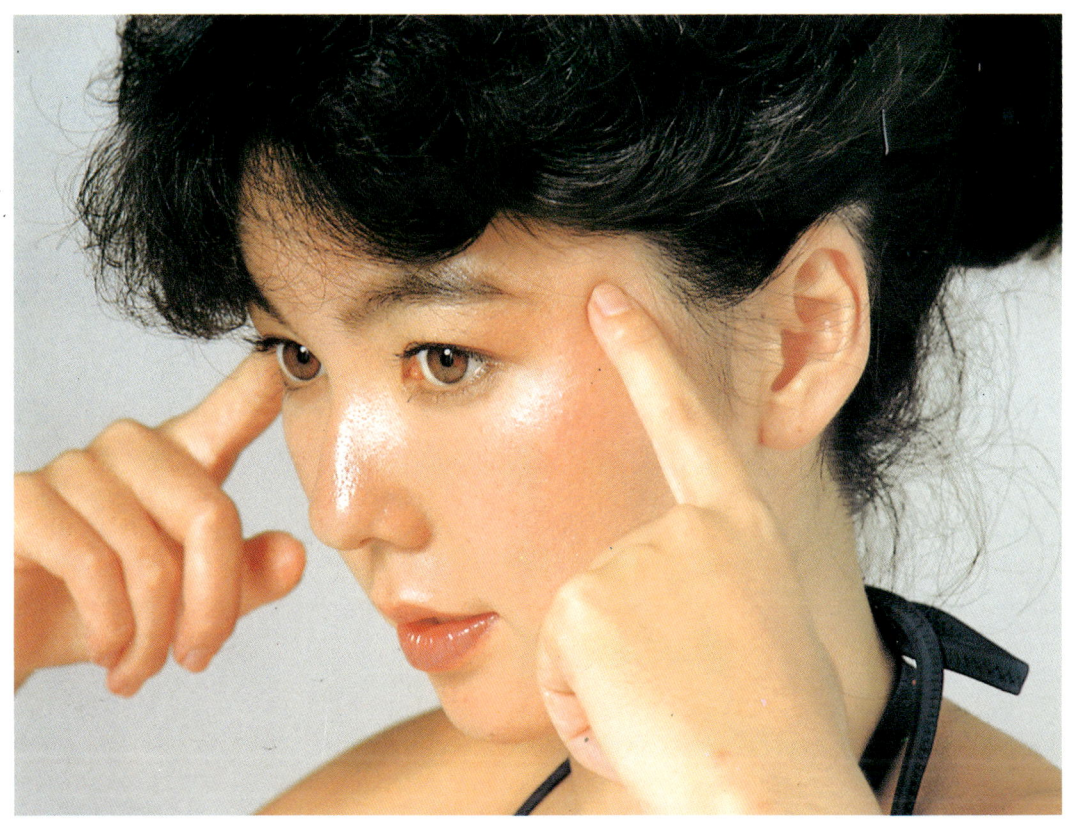

*검지를 이용한 홍주인의 경혈자극

「머리가 지끈지끈한다. 머리가 무거워서 일이 손에 잡히지 않고 식욕도 없다」라는 것은 누구나 한번쯤은 경험을 해보았을 것이다.

이 두통, 편두통, 머리가 무겁다고 하는 것의 원인을 살펴보면 다음과 같다.

첫째는 머리속을 지나고 있는 동맥(혈관)의 확장에 한 요인이 있으며 가령 식품이나 약물의 섭취에 의해 혈액속의 혈관을 크게 하는 물질이 들었을 때, 반대로 혈관을 수축시키는 물질에 의해 강하게 수축한 혈관이 원상태로 되돌아 올때에 두통이 생긴다. 흔히 공기가 나쁜 장소에 오래 있으면 두통을 느낀 경우도 이것과 같은 경우며 산소를 보내기 위해 혈관이 갑자기 팽창되기 때문이다.

둘째는 근육의 긴장에서 오는 두통이 있다. 즉 목줄기나 어깨군기에서 오는 것이다.

셋째가 원인이 확실치 않는 심인성(心因性)의 두통이며 근심거리나 고민, 프러스트레이션(frustration) 등으로 생긴다. 이것들의 심리적인 요인은 앞에서 두 가지의 두통 원인의 도화선이 되는 경우가 많다.

이상 세 가지에 대해서 경혈요법은 대단한 효과를 나타낸다. 이밖에 두통의 원인으로서 머리속의 종상이나 염증 등의 병이 있을 때나 두부외상후의 두통, 후두신경통 등이 있다.

두통이 빈발하거나 동증이 심하게 계속될 때에는 전문의에 신단을 받도록 하여야 한다.

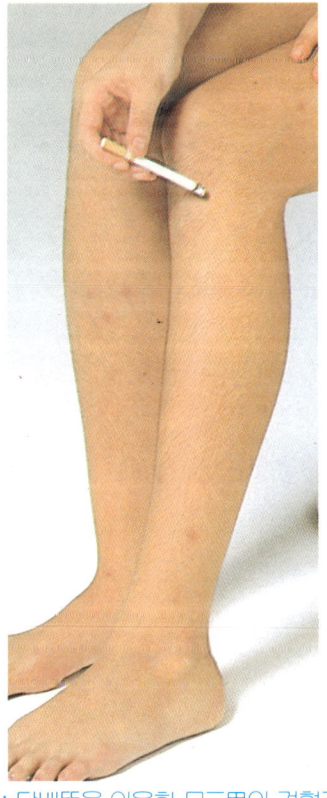

*담배뜸을 이용한 모즈리의 경혈자극

병용경혈
風池85 肩井51 曲池56
後谿86 委中60

목의 굳기

미용에도 좋은 특효경혈
천주(天柱)의 경혈 찾는 법

목 뒤의 중앙에 들어간 곳이 있다. 그 양쪽에 세로로 두 개의 근육이 있어 이것을 증모근(曾帽筋)이라 한다.

이 증모근의 외측 가장자리에서 두개골의 하단 언저리와 만나고 있는 곳에 목응고의 비혈 즉 천주의 경혈이다.

손가락으로 눌러 보면은 건강할 때는 상쾌한 아픔이라고 표현할, 좀 아프면서도 기분이 좋은 느낌이 있으나 응고가 심할 때는 통증을 세게 느낀다. 엄지손가락을 경혈에 대고 어느 정도 머리를 들어올리는 것 같이 누르면 효과가 있다.

인간의 신체구조상 목뼈는 허리의 뼈와 깊은 관련이 있으므로 허리통증일 때도 이 천주가 대단히 잘 듣는다는 것을 알아두는 것이 좋다.

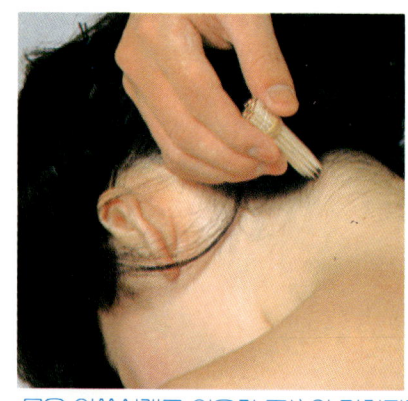
＊묶은 이쑤시개를 이용한 天柱의 경혈자극

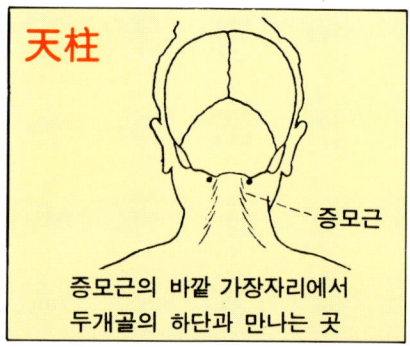

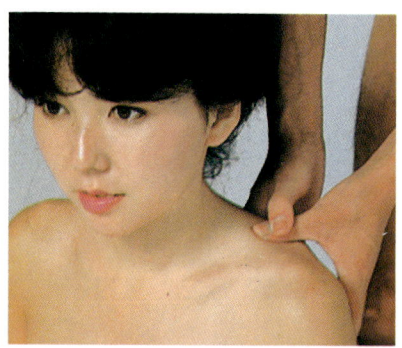
＊겹친 손가락을 이용한 肩井의 경혈자극

인간의 신체부위에서 제일 무거운 두부를 받치고 있는데가 목이다. 더구나 오랜 세월 동안을 받치고 있는 것이므로 목에 주는 부담은 상당히 큰 것이다. 때문에 목의 굳기 라는 것은 누구에게나 있을 수 있는 증상이지만 실은 다른병이 원인이 되어 있을 경우가 압도적으로 많다.

가령 3차(三叉) 신경통, 후두신경통, 눈의 피로, 고혈압, 저혈압, 타박상 등의 외상에 기인한 것이나 목뼈의 변형으로 때로는 내장질환에서도 목의 굳기가 생긴다. 이밖에 직업적으로 키펀처, 세밀한 일을 해야 하는 직업인에게 많다.

병과의 관련에서 말하면 가령 메니엘병에서는 발작전에 전구증상(前區症狀)으로서 목이 뻣뻣해질 때가 있긴 하지만 이런 증상을 치료함으로써 어지러움증의 발작을 피할 수가 있었다는 예도 있다.

목의 굳기는 다른 병이 원인이라는 예가 많지만 목의 굳기가 또한 다른병의 원인이 되는 경우도 있으므로 주의하기 바란다.

또한 목의 뻣뻣함을 느끼지 않고 있으면 안면의 혈액순환이 좋게되고 흔히 〈크레오파트라의 미용법〉이라고 불리우듯이 피부에 탄력이 생기고 주름도 생기지 않게 된다고 더없이 좋은 미용법이라고 할 수 있겠다.

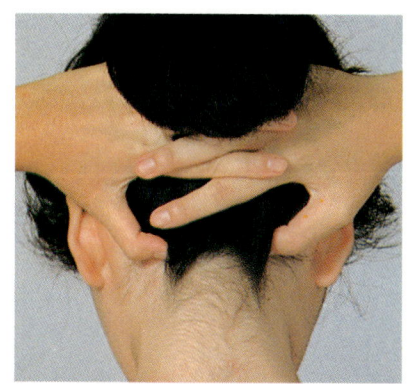
＊엄지를 이용한 風池의 경혈자극
＊묶은 이쑤시개를 이용한 曲池의 경혈자극

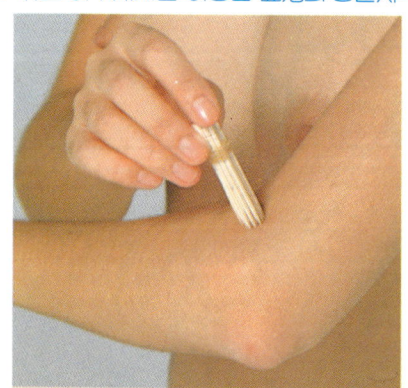

병용경혈
天柱50 天宗44 外關65

어깨굳기

어깨굳기를 고친다.
견정(肩井)의 경혈 찾는 법

팔을 옆으로 벌려서 수평으로 뻗으면 어깨와 팔의 접합부에 보조개와 같이 생긴 곳이 두개가 있다. 여기를 견봉끝(肩峰端)이라고 하며 그 앞쪽에 들어간 곳과 내렸을 때에 눈에 띄는 목 바로 뒤의 돌기부, 제7경추의 극돌기 하단과를 잇는 선상의 한가운데가 견정의 경혈이다.
자극하는 법을 바꾸거나 방향을 바꾸어서 제일 강하게 느끼는 곳을 찾기 바란다.

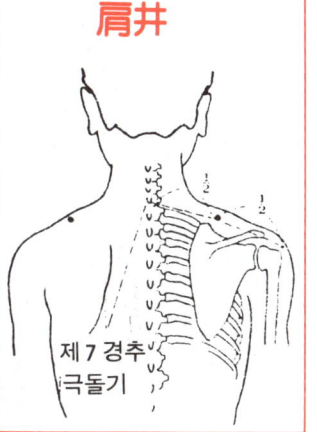

肩井

제 7 경추
극돌기

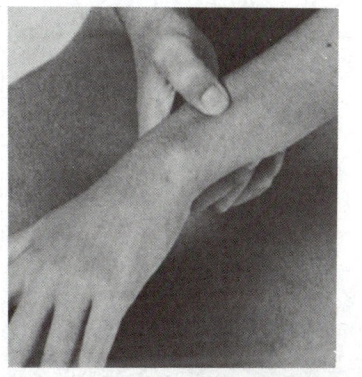

＊손가락을 이용한 外關의 경혈자극

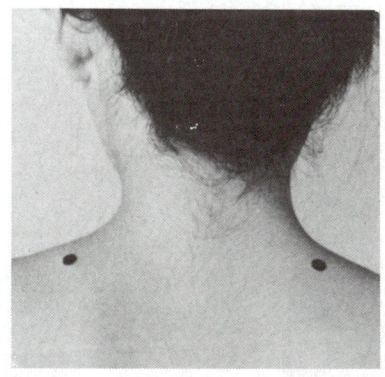

＊은립을 이용한 肩井의 경혈자극

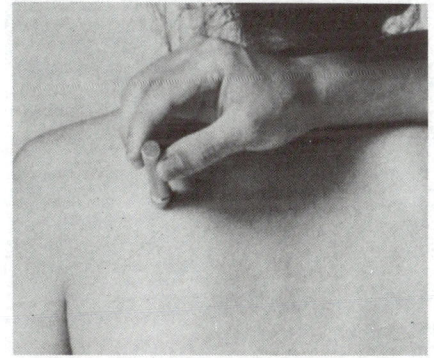

＊집모침을 이용한 天宗의 경혈자극

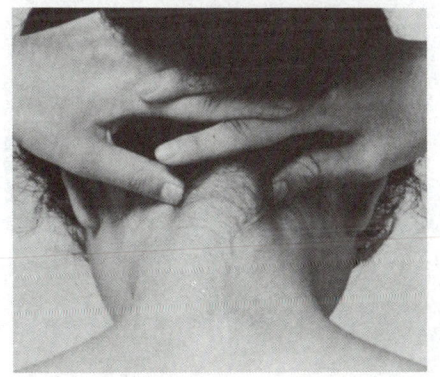

＊지압을 이용한 天柱의 경혈자극

침구는 어깨굳기에서 시작해서 어깨굳기로 끝난다던가 어깨굳기가 완치되면 일류의 침구사라고 흔히 일컫고 있다. 사람들에게 흔해진 어깨굳기라는 증상은 그만큼 속이 깊다는 것이다.
목의 굳기와 같이 여러병의 전조로서 나타나지만 특히 고혈압증이나 심장병 등 순환기계통에 병이 있는 사람은 어깨굳기가 생기기 쉽다. 또 위장상태가 나쁜 사람도 자주 어깨가 굳어지게 된다.
이밖에 어깨굳기는 장시간 같은 자세로 있거나 심한 운동 뒤에도 생기나 이것은 혈액 순환이 나빠졌기 때문이다. 또 키펀처 등에 많은 경견완증후군(頸肩腕症候群)에도 경혈요법은 대단한 효과를 얻을 수 있다.
자신은 못느끼는 것이지만 걷는 자세가 나빠서 어깨가 굳는 사람이 많다. 몸을 좀 뒤로 펴고 등근육을 펴서 걷도록 노력하자.
또 어깨굳기가 나으면 변비도 없어지고 눈이나 코가 좋아졌다는 이야기는 흔히 들을 수 있는 이야기이다.

병용경혈	무릎의 통증	비만형에 많은 무릎의 통증을 없앤다.
委中 60 陽陵泉 89 梁丘 82 血海 38 三陰交 66		곡천(曲泉)의 경혈 찾는 법

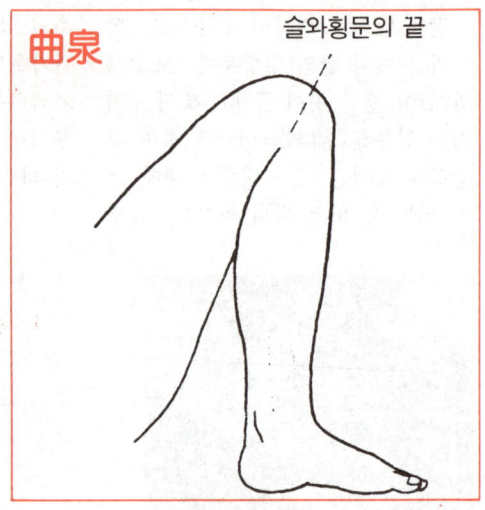

曲泉 — 슬와횡문의 끝

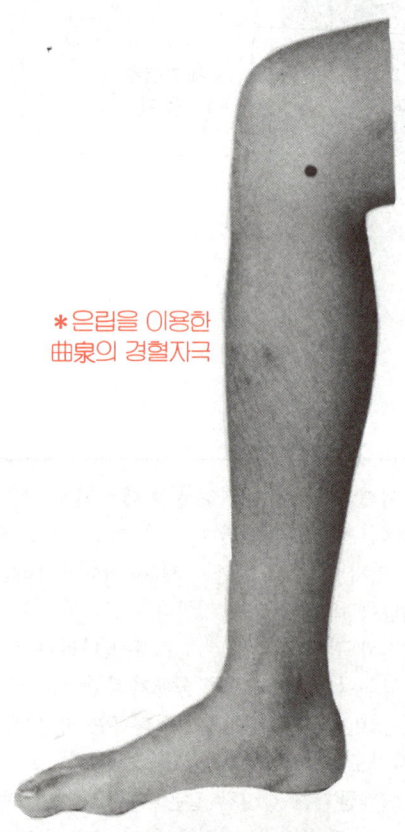

*은립을 이용한 曲泉의 경혈자극

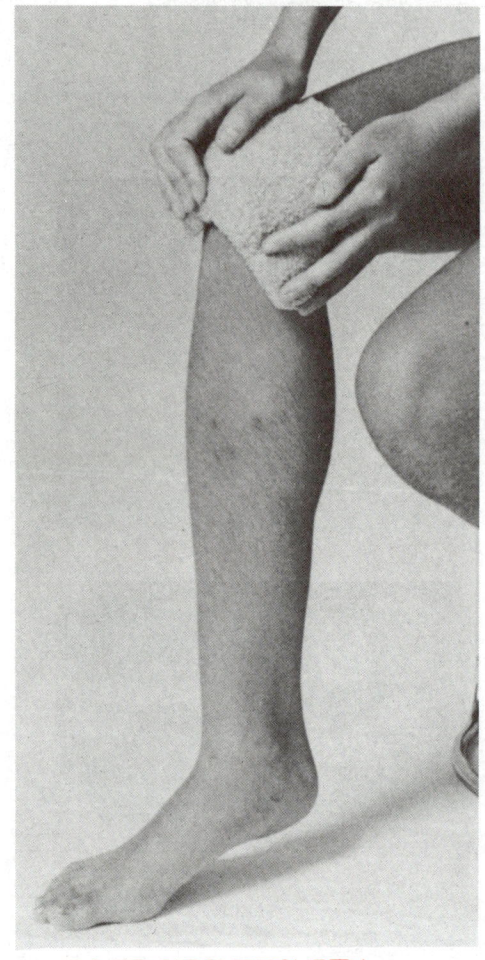

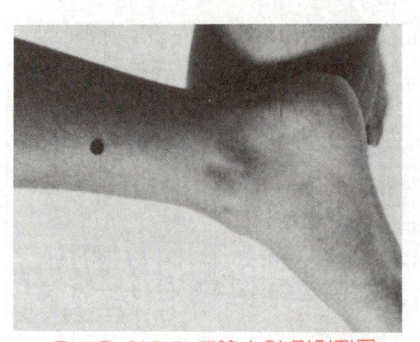

*은립을 이용한 三陰交의 경혈자극

*물수건을 이용한 무릎의 溫電法

무릎의 통증 52 굳기, 마비를 없애는 즉효경혈

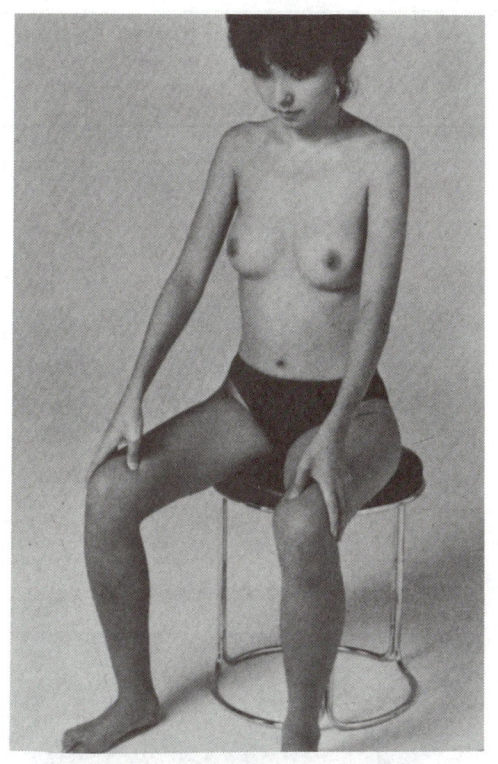
*엄지를 이용한 血海의 경혈자극

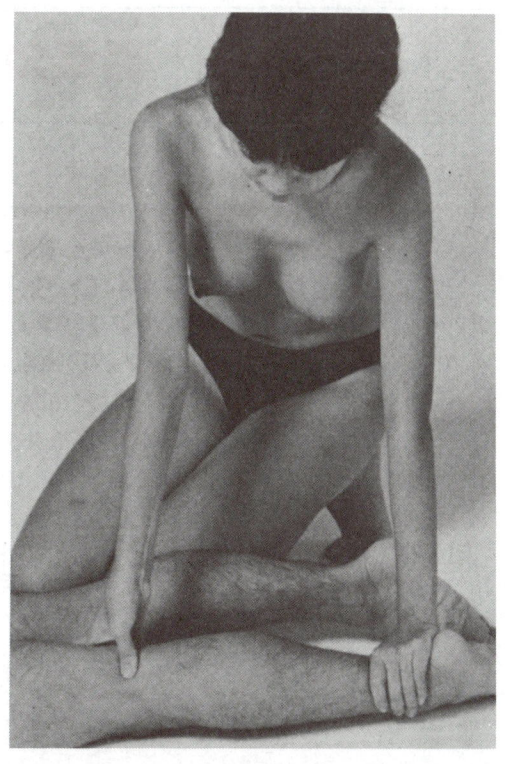
*엄지를 이용한 委中의 경혈자극

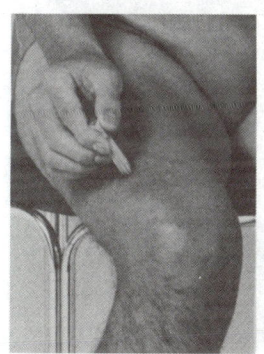
*묶은 이쑤시개를 이용한 梁丘의 경혈자극

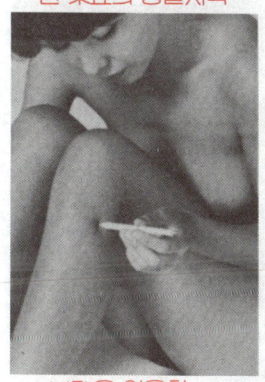
*볼펜을 이용한 陽陵泉의 경혈자극

계단을 오르내리기가 힘이 든다는가 정좌와 같이 깊이 무릎을 굽힐 수가 없는 등 무릎의 통증을 호소하는 사람이 의외로 많이 있다.

무릎의 통증에서 가장 많은 것은 연령이 많을수록 무릎에 통증과 운동장애가 생기는 변형성 슬관절염이라 불리우는 것이다. 특히 뚱뚱한 여성에게 많이 나타나며 가중이나 외상에 의해 무릎관절이 생기고 근본적으로는 관절의 마멸의 원인이며 통증이 점차 심해지는 것이 특징이다.

인간은 똑바로 서서 걷기 때문에 항상 가한 중력과 운동에 의한 부담이 무릎관절에 걸려온다. 또 무릎관절은 신체에서 가장 큰 부분이며 또한 발중앙의 전면에 있기 때문에 넘어져서 무릎을 다치는 등의 외상을 많이 받기가 쉬운 곳이다. 무릎은 40개의 인대로 받쳐져 있으며 가장 강하게 이 관절을 안정시키고 있는 것이 대퇴사두근(大腿四頭筋)이라는 무릎을 폈을때에 작용하는 근육이다. 나이가 들면서 병이나 외상으로 또 운동부족으로 이 대퇴사두근은 위축하고 근력이 없어져 간다. 이런 것이 또 무릎통증의 한 요인이 된다.

나이를 먹는 것은 할 수 없는 일이지만 무릎에 비만은 큰 적이 된다. 운동부족이 되지않도록 조심하기 바란다. 집모침으로 경혈요법과 온암법, 이외에 맛사지가 무릎의 통증에 대단히 효과가 있는 것이다.

이밖에 류머티즘성의 무릎 관절통이 있으며 이것의 특징은 무릎 주위가 부어오르는 것이다. 류머티즘은 귀찮은 병이므로 전문의의 지시에 따르는 것이 좋다.

병용경혈	**얼굴의 통증**	통증이 있는 안면의 마비를 없앤다.
陽陵泉89 合谷37 中渚78 客主人83		하관(下關)의 경혈 찾는 법

귀의 한치정도 앞, 입을 약간 벌렸을 때에 경첩과 같이 되어있는 곳에 약간 들어간 곳이 생긴다. 여기를 손가락으로 눌러 보면은 통증이 온다. 이곳이 바로 하관이다.

삼차(三叉) 신경은 협골(頰骨) 속의 깊은 곳에 이 하관의 위치에 해당되는 곳의 약간 위에서 제1지가 하관의 곳에서 제2지와 제3지가 안전면을 향해 방사선으로 나와 있다.

자극법으로는 집모침이 가장 적당하다. 또 눈썹 한 가운데에 있는 안와상신경(眼窩上神経), 안와 밑가장자리의 중앙에서 밑으로 0.5cm 정도의 곳에 있는 안와신경을 밑에서 들어올리는 것같이 해서 자극을 주는 것도 좋다.

진성의 삼차신경통에는 안면에의 직접 자극보다도 合谷, 中渚, 陽陵泉 등의 수족말소에 있는 경혈의 자극이 가장 좋다.

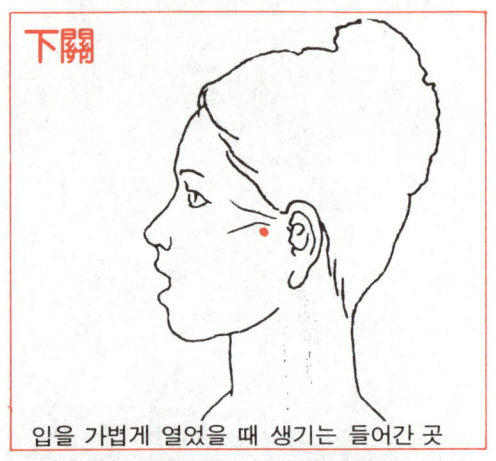

下關

입을 가볍게 열었을 때 생기는 들어간 곳

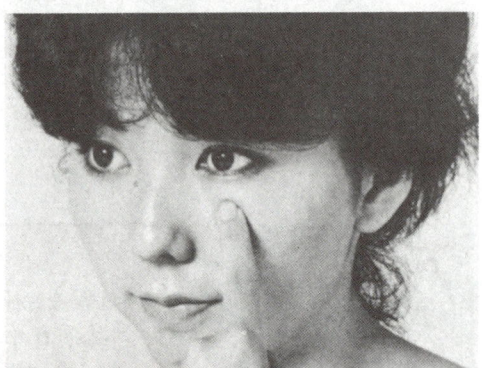

*眼窩下神經을 검지로 이용한 경혈자극

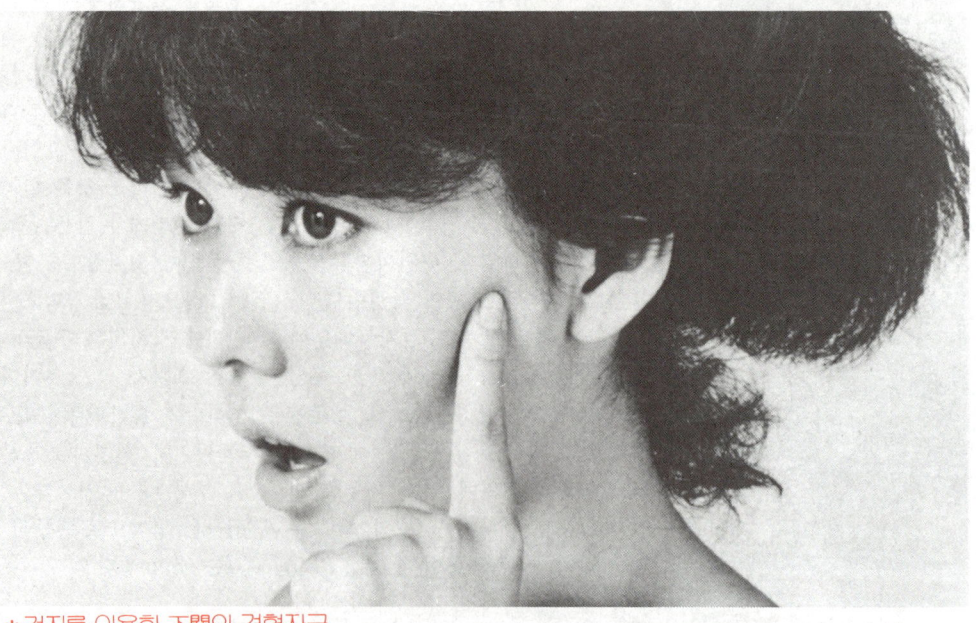

*검지를 이용한 下關의 경혈자극

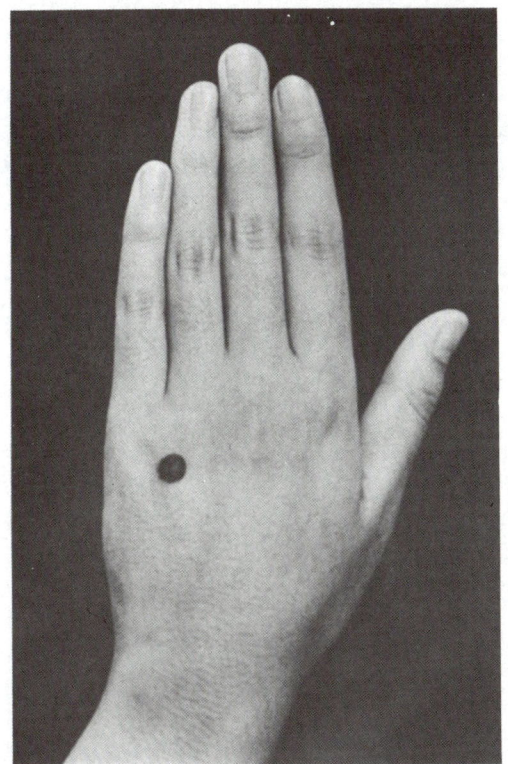
＊은립을 이용한 中渚의 경혈자극

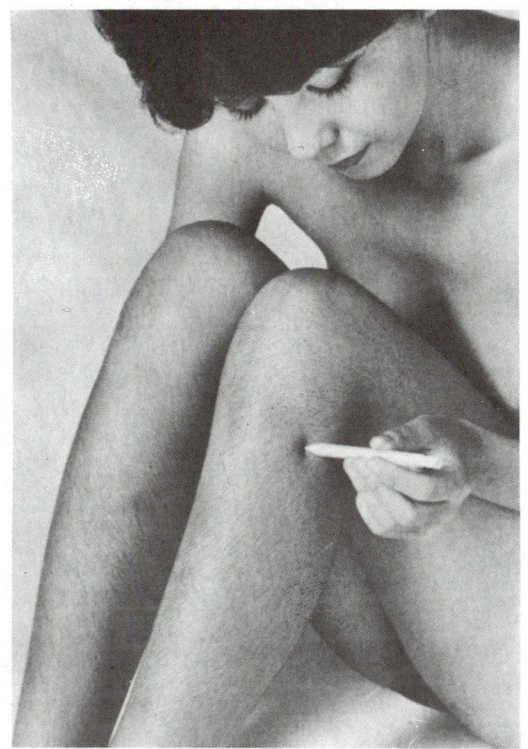
＊볼펜을 이용한 陽陵泉의 경혈자극

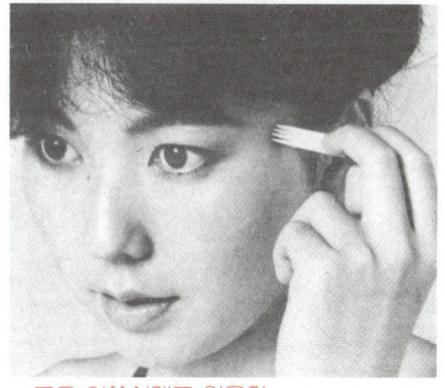
＊묶은 이쑤시개를 이용한
　　客主人의 경혈자극

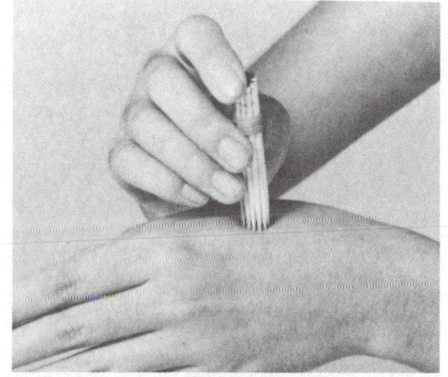
＊묶은 이쑤시개를 이용한 습습의 경혈자극

안면의 통증 등 지각을 담당하고 있는 것이 삼차신경이며 세개의 가지로 갈라져 있으므로 이와같이 불리운다. 삼차신경통은 이것들 가지중의 어느곳의 염증에 의해 생기는 것이며 수술후 신경의 협착 등으로 생길 수도 있다. 진성의 삼차신경통은 젊은 층에는 좀처럼 걸리지가 않는다. 그리고 반드시 얼굴 한쪽의 신경지배 영역만이 아픔을 느낄 수 있고 또한 돌발적으로 통증이 온다. 발작의 도수가 많아지는 일에 있어서 아픔을 느끼지는 않는다. 이 통증은 맹렬한 것이다. 이밖에 종상이나 감염, 혈류장애 등이 원인으로 생기는 속발성(續發性)의 삼차신경통도 있고 이것들은 전문의의 진단을 받아보고 치료하는 것이 가장 좋은 방법이다.

넓은 범위로 생기는 얼굴의 통증이나 마비는 비정형의 안면통이라고 하며 피의 순환이나 자율신경의 이상이 원인이라고 되어 있다. 피곤할 때나 흥분이 가라앉지 않았을 때, 눈주위나 입주위가 가볍게 경련을 일으킬 때, 이런 것은 하관을 자극시키면 대단히 효과가 있다.

팔꿈치, 팔의 통증, 마비

병용경혈
尺澤63 孔最35
外關65 肩井51

팔꿈치, 신경통에 의한 통증과 마비의 해소에
곡지(曲池)의 경혈 찾는 법

팔을 굽혔을 때에 생기는 팔꿈치 안쪽의 커다란 주름을 주와횡문(肘窩橫紋)이라 한다. 그 횡문팔 바깥쪽의 끝이 곡지의 경혈이며 눌러보면 통증을 느끼게 된다.

자극법은 지압, 집모침이 가장 좋다고 하며 팔의 신경통일 때는 이밖에 말한 경혈은 지압을 함과 동시에 아픈 곳에 따라서 맛사지하면 좋다.

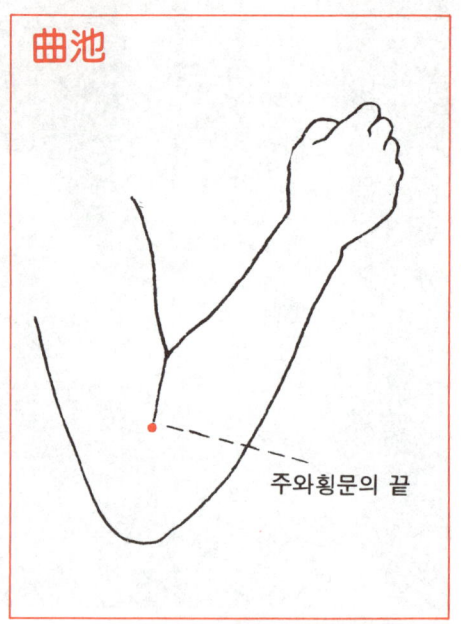

曲池

주와횡문의 끝

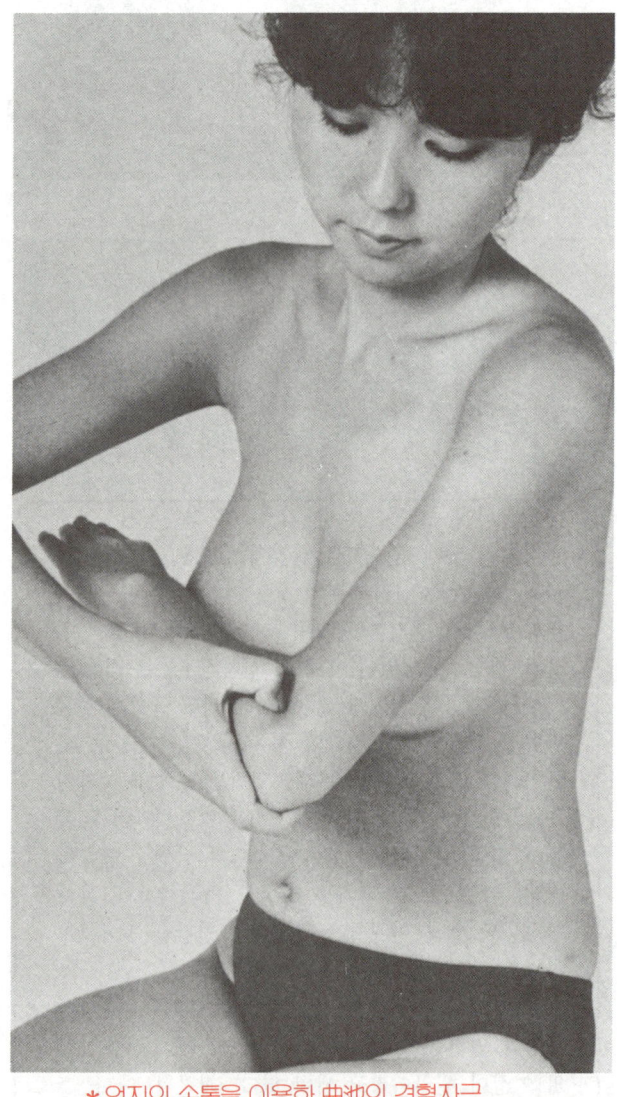

*엄지의 손톱을 이용한 曲池의 경혈자극

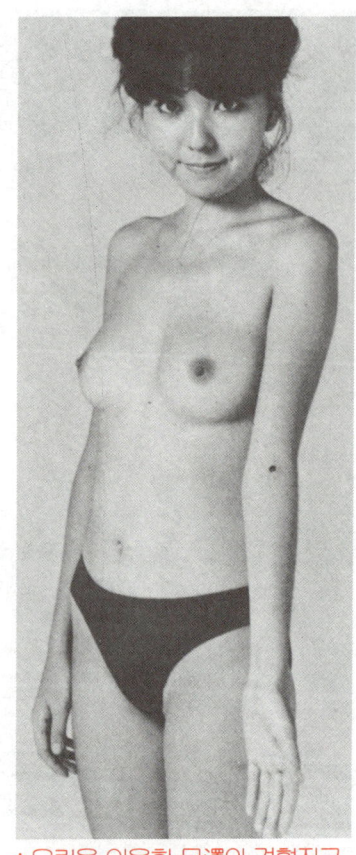

*은립을 이용한 尺澤의 경혈자극

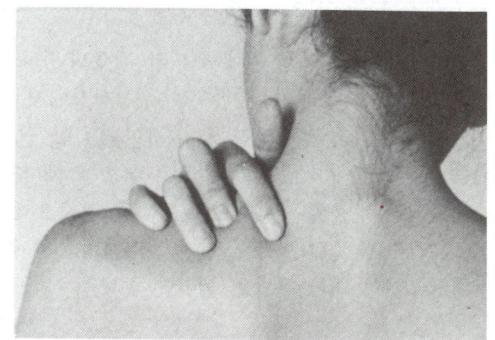

＊중지를 이용한 肩井의 경혈자극

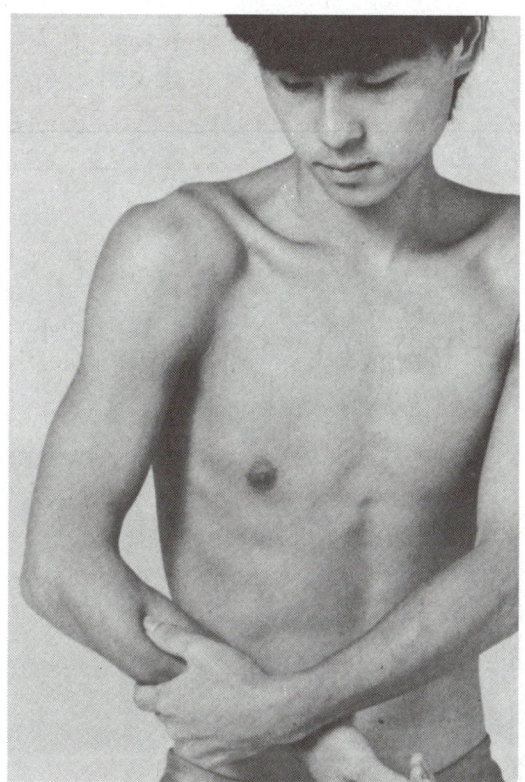

＊엄지를 이용한 孔最의 경혈자극

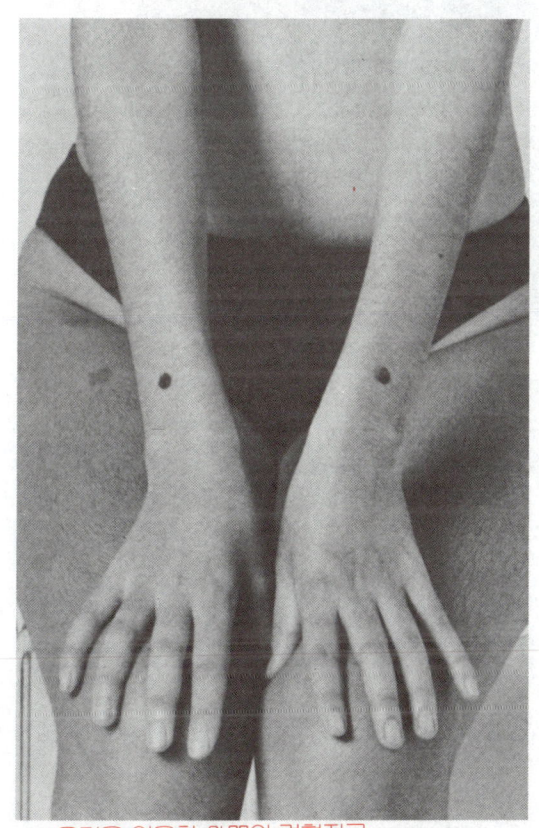

＊은립을 이용한 外關의 경혈자극

요즈음 테니스가 유행이 되어 라켓을 끼고 다니는 사람들의 모습이 눈에 많이 뜨인다. 그렇지만 안심하시오. 테니스 팔꿈치는 테니스가 원인이 되어 생기는 일은 거의 없으며 팔꿈치 관절의 바깥쪽에 생기는 통증에 붙여진 병명인 것이다. 손을 세게 쥐고 드라이버를 돌리듯이 팔을 회전시키는 동작을 많이 하는 사람에게 잘 생긴다. 통증은 팔꿈치 바깥쪽 근육의 부착 부분에 생기나 손을 세게 쥐고 있을 때는 앞팔의 근육전체에 통증이 퍼진다는 것을 알 수 있다.

팔꿈치의 관절은 허리나 목의 관절과 달리 보통무게가 걸리지 않는 곳이므로 변형에 의해서 통증이 생기는 일은 거의 없다.

팔의 통증에는 관절염이나 류머티즘, 냉기나 피로가 원인이 되는 신경통이 있다. 팔 바깥쪽에서 손등이 아픈 요골신경통(橈骨神經痛), 팔의 손바닥쪽이 아픈 정중신경통(正中神經痛) 팔의 새끼손가락 측에서 앞뒤에 걸쳐 아픈 척골신경통(尺骨神經痛) 등 세 가지로 나눌 수 있다. 이밖에 頸肩腕症候群이라 불리우는 목이나 어깨, 팔에 걸쳐서 통증과 팔이나 손가락의 저림증이 있다. 이것은 목뼈(경추)의 변형이나 추간판(椎間板)의 이상에 의해 어깨나 팔에 오는 신경이나 혈관이 압박되어서 생기는 것이며 경추의 이상이 있어 오는 것이 아닌 이 症候群이 키펀쳐 사이에서 많이 볼 수 있고 하나의 직업병으로서 문제가 되고 있다. 치료와 예방을 하면 효과를 쉽게 볼 수 있다.

팔꿈치, 팔의 통증, 마비 ⓕ 굳기, 마비를 없애는 즉효경혈

병용경혈	## 다리관절의 통증	넓적다리 부위의 통증, 특히 근육통에 잘 듣는다.
大腸兪 46　風市 20 陽陵泉 89　血海 38		환조(環跳)의 경혈 찾는 법

허리 양옆의 대퇴골 끝에서 약간 뒷쪽의 곳에 환조의 경혈이 있다. 치골(恥骨) 결합부의 수평선상에서 대퇴골과 맞닿는 곳이라고 생각하면 좋을 것이다. 또 옆으로 누워 위쪽의 다리를 90°로 굽혀 앞으로 눕혔을 때 허리의 곳에 대퇴골의 끝부분이 나타나므로 이것을 기준으로 하여도 좋을 것이다. 누르면 아픈 느낌이 든다. 자극은 집모침, 만성적으로 아플때는 은립을 붙이면 좋다.

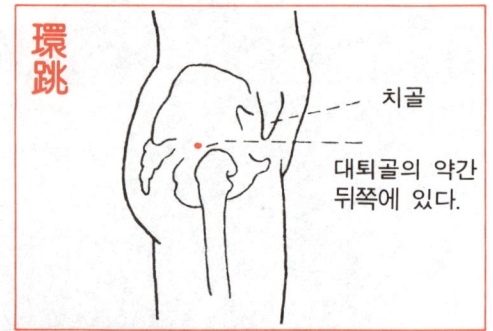

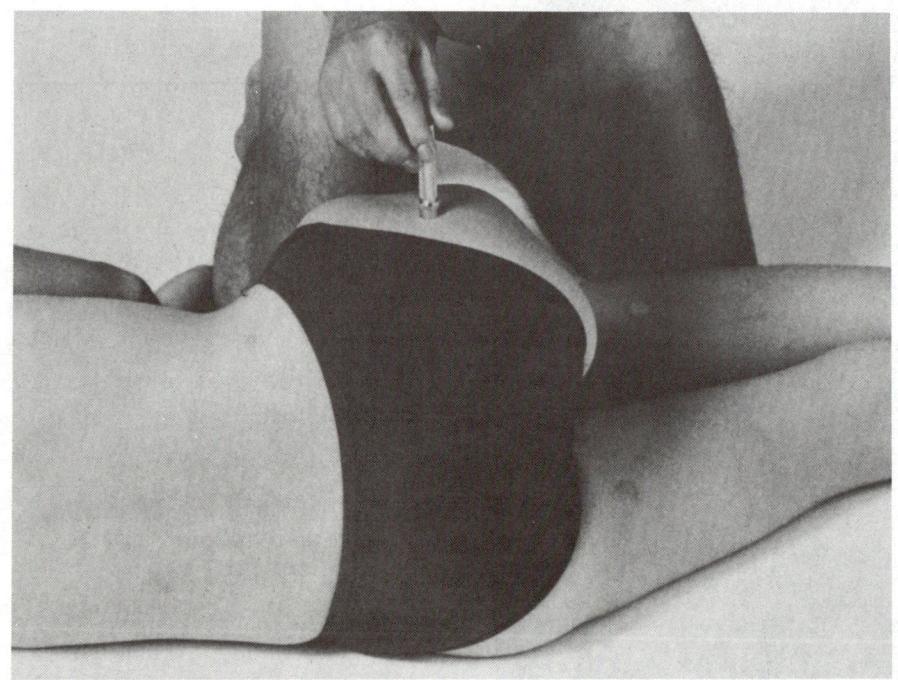

＊집모침을 이용한 環跳의 경혈자극

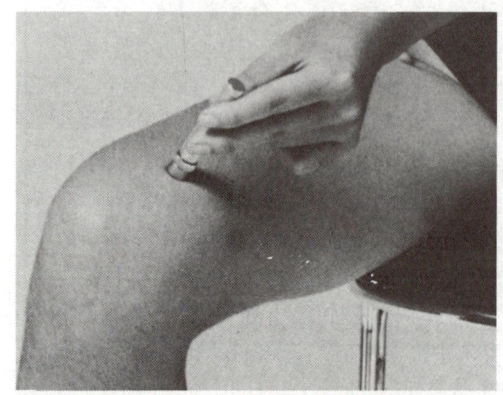

＊집모침을 이용한 血海의 경혈자극

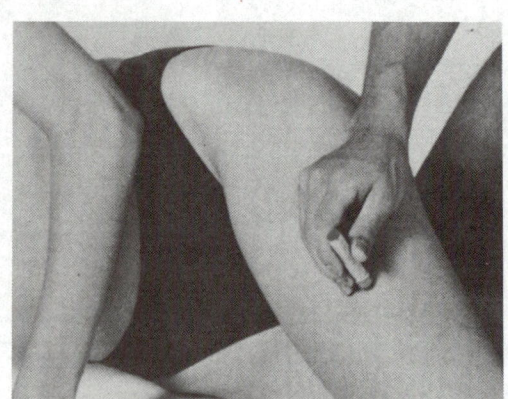

＊집모침을 이용한 風市의 경혈자극

＊패트릭테스트의 방법

무릎을 곧바로 뻗고 반듯이 눕는다. 한쪽 무릎을 굽히고 바깥 복사뼈를 다른 무릎뼈 위에 놓고 검사자는 굽은 하지를 바닥에 대는것 같이 누른다. 다리관절질환시는 통증을 심하게 느낀다.

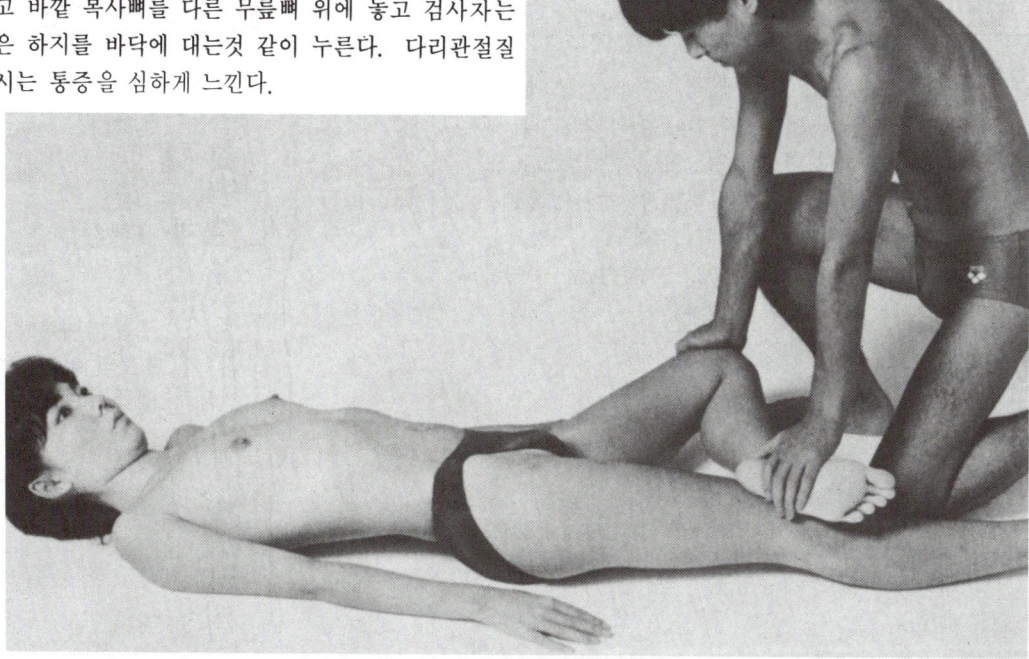

걸을 때나 정좌를 하고 앉으면 넓적다리 위나 정강이 안쪽이 당겨서 아프거나 발이 좌우로 벌어지지 않고 계단을 내릴 때 다리가 당기는 등의 증상이 있을 때는 다리 관절질환인가를 확인해 보아야 한다.

이런 증세는 우선 가정에서 할 수 있는 다리관절에 이상이 있는가 없는가를 조사하는 패트릭·테스트 (위사진 참조)를 해보도록 한다.

패트릭·테스트를 해서 통증을 느끼면 이것은 다리관절에 이상이 있다고 볼 수 있으므로 정형외과 등의 전문의에게 진단을 받아 보아야 한다.

다리관절에서 주의할 점은 여자 어린이에게서 가끔씩 볼 수 있는 천성고관절탈구증 이라는 병이다 (남아는 여아의 5분의 1) 태어나기 전후에 자연적으로 관절이 빠지는 병이며 어린이가 걷기 시작했을 때에 부모들이 알게되는 일이 많다. 치료는 빠를수록 좋고 생후 6개월 이내에 치료하면 거의 완치된다.

근래에는 보건소 등의 유아 검진에서 다리관절의 이상을 조사해주므로 조기발견이 가능하며 탈구를 그대로 두면 성장한 후의 보행 특히 출산에 커다란 장애를 남기게 되므로 주의하여야 한다.

경혈요법이 적합할 때는 패트릭·테스트를 해도 아프지 않을 때이며 단순한 근육통이던가 원인을 잘 알 수 없는 통증에 대해서이다. 물론 다리 관절질환일때도 응급처치로서 통증을 없애는데에 대단한 효과를 볼 수 있다.

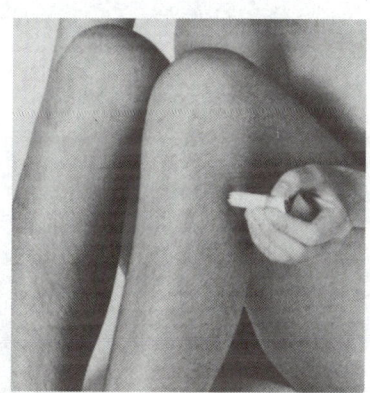

＊묶은 이쑤시개를 이용한 陽陵泉의 경혈자극

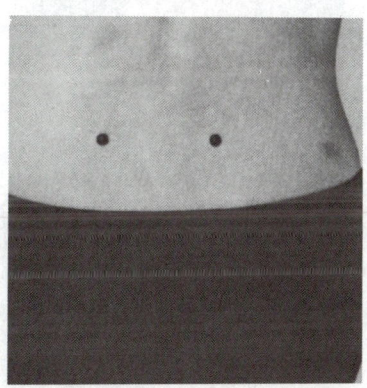

＊은립을 이용한 大腸兪의 경혈자극

병용경혈	**좌골신경통**	발 전체에 미치는 심한 통증을 없앤다.
中極 41　大腸兪 46 次髎 72　陽陵泉 89		위중(委中)의 경혈 찾는 법

무릎을 굽혔을 때에 무릎 안쪽에 생기는 가장 큰 가로주름을 슬와횡문(膝窩橫紋)이라 한다. 이 주름의 중앙 즉 누르면 통증을 느끼는 곳이 위중의 경혈이다. 손가락으로 누를 때는 무릎을 들어올리는 것같이 하면서 누른다. 굴절부이므로 뜸은 금물이다. 또 라세규·테스트를 해서 당기는 부분 혹은 좌골신경의 주행에 따라서 집모침으로 자극하거나 은립을 붙이는 것이 효과가 크다.

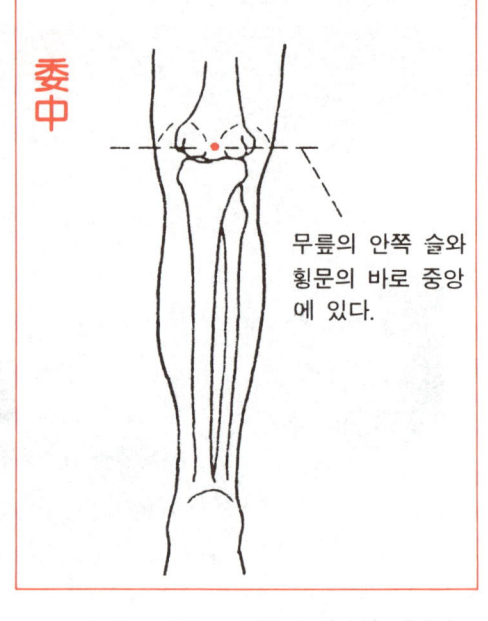

委中

무릎의 안쪽 슬와 횡문의 바로 중앙에 있다.

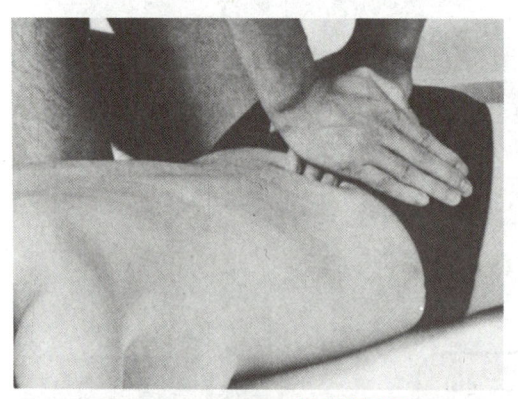

＊겹친 손을 이용한 大腸兪의 경혈자극

＊겹친 손을 이용한 中極의 경혈자극

＊엄지손가락을 이용한 委中의 경혈자극

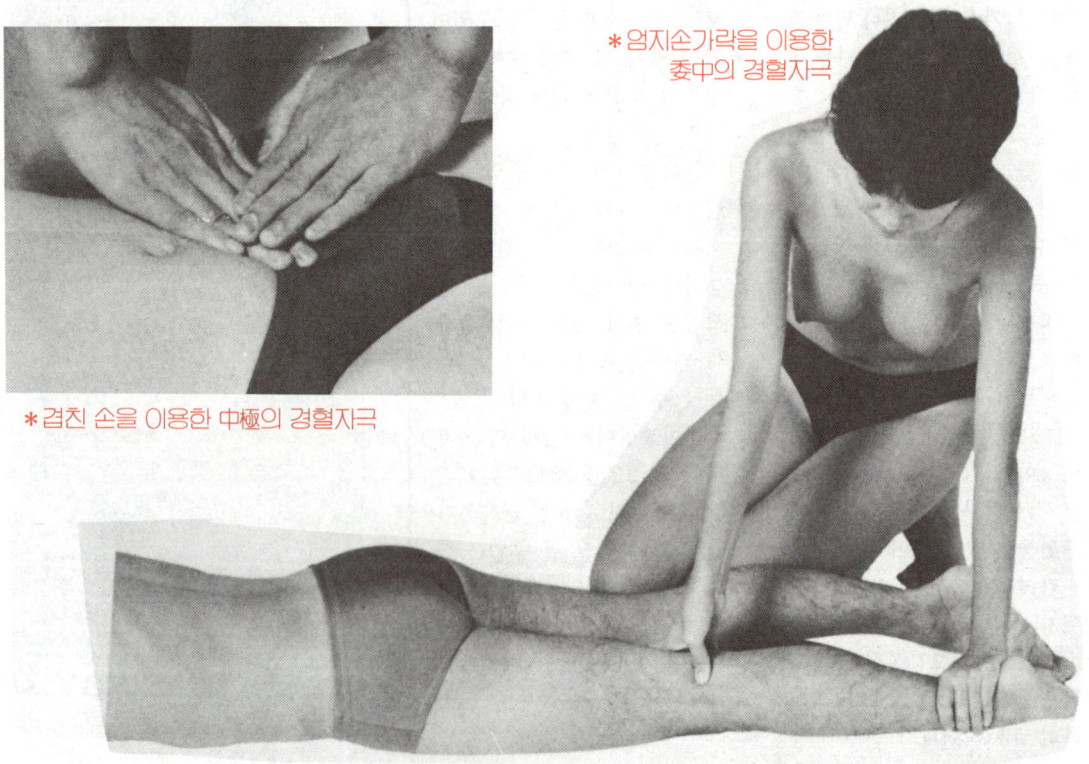

✽ 라세규테스트의 방법

양발을 곧바로 뻗으며 반듯이 눕는다. 한 쪽 다리를 무릎이 굽지않도록 검사자는 한손으로 천천히 들어올린다. 정상인 사람이면 90°까지 올라가며 좌골신경통일 때는 대퇴부의 뒷쪽이 당기는 아픔 때문에 어느 정도밖에 올릴 수가 없게 된다. 30°이하밖에 올라가지 않을때는 좌골신경통이라 생각해도 좋을 것이다.

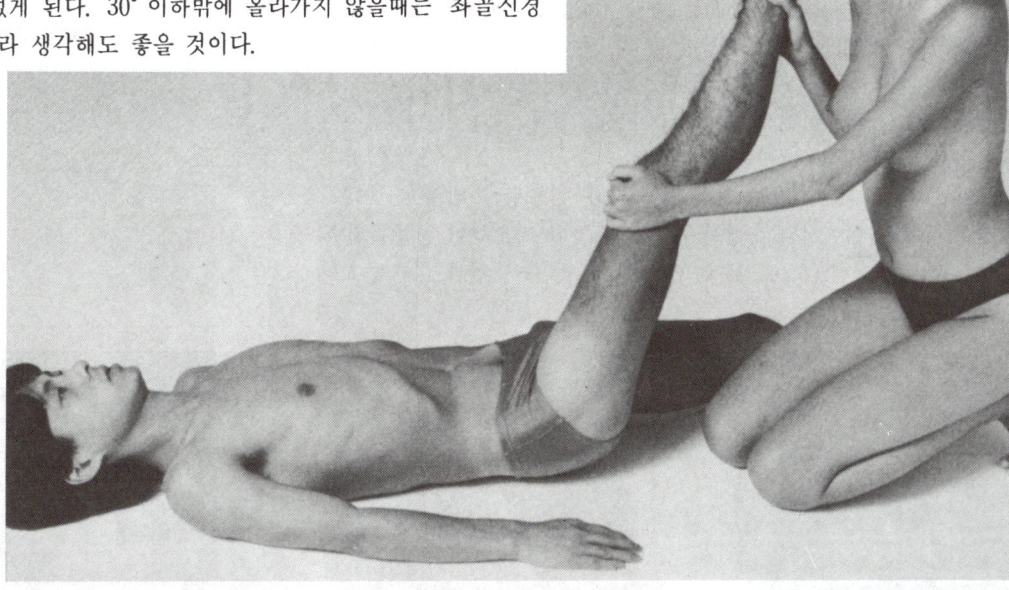

좌골신경통의 원인의 9%은 좌골신경의 기기적인 압박에 의해 생긴다. 허리부와 허리사이에 나와있는 신경근이 압박되면 증상이 심하게 나타난다.

이와같이 신경의 압박이 원인일때는 재채기나 기침, 때로는 배변일 때의 힘으로도 상당한 통증이 온다. 또 하지가 저려오거나 지각의 이상이 생길 수도 있다.

이밖에 불안한 자세나 과격한 운동에 의하여 외상, 중독이나 감염증, 당뇨병 등에 의한 염증이 원인이 될 수도 있다.

좌골신경은 두개의 허리신경과 세개의 선골(仙骨) 신경으로 됐다. 인간의 신경중에서 가장 굵고 긴 것이며 허리에서 넓적다리의 뒤를 통해서 아래로 내려가 피부나 근육, 관절에 가지를 뻗쳐서 지배하고 있다. 길고 크기 때문에 압박이나 외상 등의 장애를 받기쉬운 곳이다.

좌골신경통의 통증은 이 신경의 주행에 따라 넓적다리, 종아리, 발꿈치로 내려가서 허리의 통증은 그다지 심하지 않다.

좌골신경통 원인의 9%은 좌골신경의 기기적인 압박에 의한 것이다. 허리부와 허리사이에 나와있는 신경근이 압박되면 증상이 심해진다.

또 극히 드물게 암 등의 악성종양에 의한 신경의 압박이 원인일 때도 있으므로 정밀한 검사를 받아야 한다.

좌골신경통의 진단에 라세규테스트(위사진 참조)가 있다. 가정에서도 할 수 있는 간단한 방법이므로 큰 부담을 갖지 않고서 시도해 보는 것도 좋을 것이다.

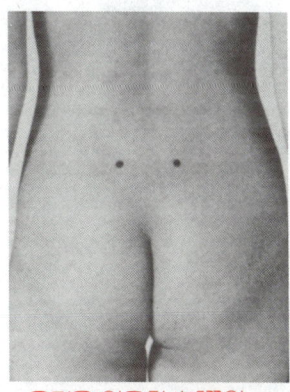

✽ 은립을 이용한 次髎의 경혈자극

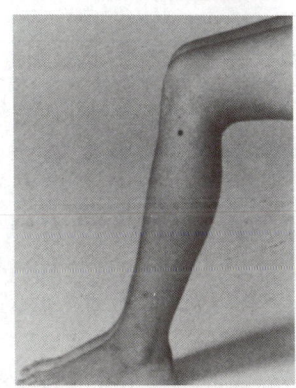

✽ 은립을 이용한 陽陵泉의 경혈자극

병용경혈	가슴통증	불안한 가슴의 통증을 없
膻中80 期門24	늑간신경통	앤다.
膈俞87 足三里18		내관(內關)의 경혈 찾는 법

손바닥을 위로향해 손목을 앞으로 굽혔을 때에 생기는 굵은 주름중 제일 손바닥에 가까운 주름을 기준으로 한다. 여기서 둘째손가락, 가운데 손가락, 넷째손가락을 모은 폭만큼 잡은 곳. 두 개의 굵은 근(건)사이가 내관의 경혈이며 누르면 통증을 느낀다. 가슴에 통증을 느꼈을 때, 그곳을 손톱을 세우는 것같이해서 세게 눌러주면 통증이 가라앉는다.

특효혈 - 겨드랑이 밑점을 잡는 점

겨드랑이 아래서 셔츠의 바느질한 선을 따라 겨드랑이 배쪽으로 내려가는 선과 유두 높이에서의 수평선이 만나는 곳이 겨드랑이 밑점(腋下点)이다. 여기서 엄지손가락으로 세게 누르면 가슴통증이 없어지는 즉효의 경혈이다.

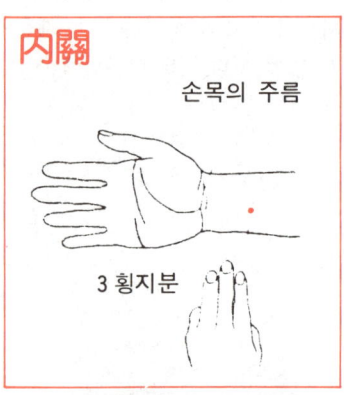
内關
손목의 주름
3 횡지분

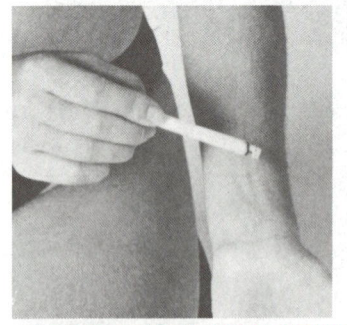
*담배뜸을 이용한 內關의 경혈자극

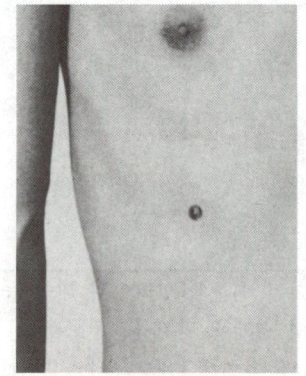
*은립을 이용한 期門의 경혈자극

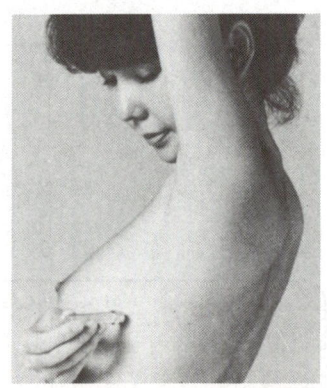
*집모침을 이용한 腋下點의 경혈자극

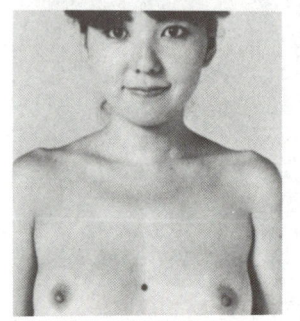
*은립을 이용한 膻中의 경혈자극

가슴에 통증을 느낄 때에는 무엇보다도 먼저 병원에 가서 정밀검사를 받아야 한다.

심장에 이상이 있을 때, 폐암 등 폐병의 경우, 늑골의 골절등 무서운 병으로 가슴이 아플 수가 있기 때문이다. 너무나 과격한 운동을 하거나 또는 뜨거운 목욕물에 들어갔을 때, 스트레스가 겹쳤을 때 등의 왼쪽 가슴에서 어깨나 팔에 걸쳐서 조이는것 같은 느낌과 불쾌감을 수반한 통증이 수십분 반복되는 것은 협심증이다. 그리고 안정시 수면 중일 때에도 이것보다 훨씬 강한 통증을 느끼는 것은 가장 나쁜 심근경색이다. 이때는 안정을 유지하고 급히 의사의 치료를 받아야 한다.

폐에 병이 걸렸을 때의 통증은 심하지 않으나 가슴막에 염증이 있을때나 폐경색이라는 병일때는 심한 통증이 온다. 기침이나 가래가 생기거나 발열이나 호흡곤란을 수반한다. 심호흡을 하면 통증이 더 심해지는 것이 특징이다.

피로나 병후에서 몸이 약해졌을때 무리하게 몸을 움직였을 때 쑤시는 듯이 심한 통증을 받을 때가 있다. 이것은 늑간신경통이나 늑골골절 등 흉벽의 이상에 기인하는 것이며 때로는 숨을 쉴수 없을 정도로 괴로울 때가 있다.

이밖에 帶狀疱疹後神經痛이라는 대단히 고통이 심한 가슴통증이 있다. 帶狀疱疹이라 하여 바이러스에 의해 얼굴이나 가슴등의 신경에 따라 통증을 수반하는 수포가 생기는 병의 후유증이며 개개의 장소에 통증만 남는 것이다. 대상포진에 걸리면 즉시 페인클리닉(疼痛外來·麻醉科) 에서 적절한 치료를 받기 바란다. 페인클리닉 방법이 후유증을 남기지 않고 빨리 치료하는 길이다.

기침, 목의 통증

병용경혈
梁丘 82　孔最 35
合谷 37　風池 87

편도선이나 쉰 목을 낫게 한다.
척택(尺澤)의 경혈 찾는 법

팔을 굽혔을 때 팔꿈치 안쪽에 생기는 커다란 주름을 주와횡문(肘窩橫紋)이라 하며 그 바깥 가장 자리에서 횡문을 따라 안쪽에 2cm의 곳이 척택의 경혈이다. 가볍게 누르면 동맥의 맥박을 느낄 수 있고 강하게 누르면 손끝이 마비되는 느낌이 든다.

자극법은 집모침이 가장 좋다. 굴절부이므로 뜸은 피하는 것이 좋다.

尺澤
가볍게 팔을 굽혔을 때에 단단한 근육이 생기는 곳에 있다.
주와 횡문

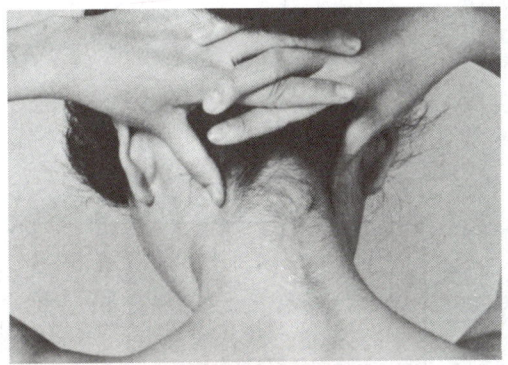
*엄지를 이용한 風池의 경혈자극

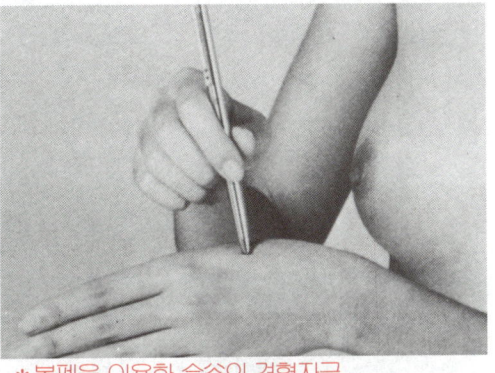
*볼펜을 이용한 合谷의 경혈자극

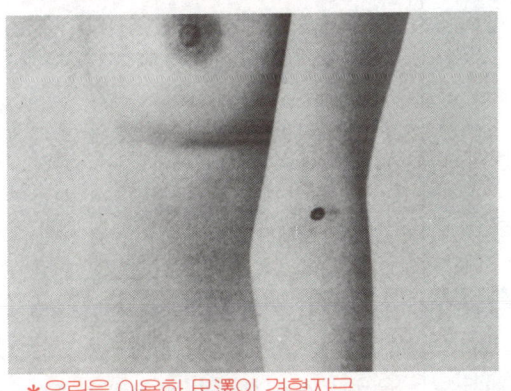
*은립을 이용한 尺澤의 경혈자극

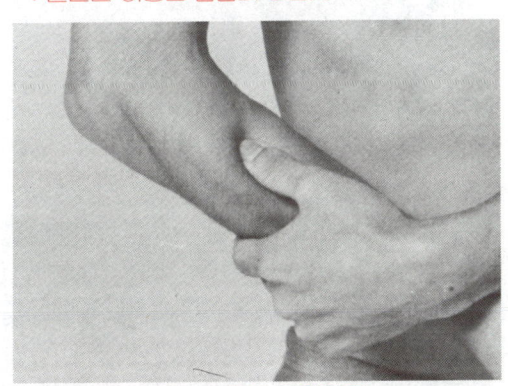
*엄지를 이용한 孔最의 경혈자극

최근 노래증후군이라는 목병을 흔히 들을 수 있다.

이것은 목을 너무 사용하여 성대가 염증을 일으켜서 생기는 것이다. 이것을 여러번 반복하는 중에 성대 폴리프가 생기는 병이며 물론 목도 아프다. 이렇게 되면 전문의에게 진단을 받아야 한다.

목의 통증에서 가장 많은 것이 편도염에서 오는 것이다. 인두염이나 후두염으로도 목은 아프다. 음식물을 삼킬때에 통증이 계속되거나 먹기가 곤란할 때에는 정밀검사를 받아야 한다.

기침의 경우 역시 감기, 그리고 기관지염이나 후두염, 천식 등을 생각할 수 있다.

경혈요법으로 목의 통증이나 기침을 없애거나 억제할 수는 있지만 가벼운 감기외는 전문의에게 진단을 받도록 한다.

특히 소아의 목염증은 류머티즘염의 원인이 될수가 있으므로 이물이 목에 걸리면 큰 일이 된다. 어린이기 있는 가정에서는 이비인후과의 의사와 언제라도 연락할 수 있도록 해 두기 바란다.

치 통

＊병용경혈＊
합곡37 족三里18
下關54

갑자기 아프기 시작한 충치의 응급처치에
온류(溫溜)의 경혈 찾는 법

팔을 굽혔을때 팔꿈치에 커다란 굵은 주름이 생긴다. 그 끝과 손목의 엄지손가락 뿌리의 끝을 연결한 선의 중앙점이 온류(溫溜)의 경혈이다. 힘세게 누르면 근이 움직이면서 통증이 온다.

여기를 집모침이나 엄지손가락으로 자극한다. 엄지 손가락으로 누를 때 효과가 없는 것 같으면 엄지손가락의 손톱을 똑바로 세워서 눌러주면 된다.

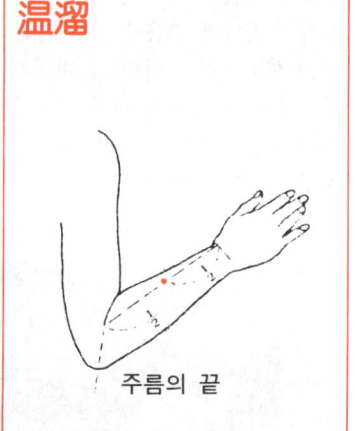
溫溜

주름의 끝

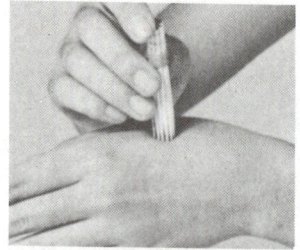
＊이쑤시개를 이용한
　합곡의 경혈자극

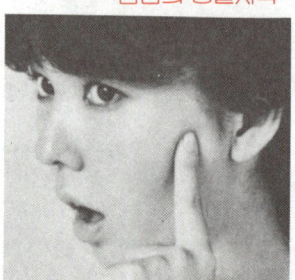
＊검지를 이용한 下關의
　경혈자극

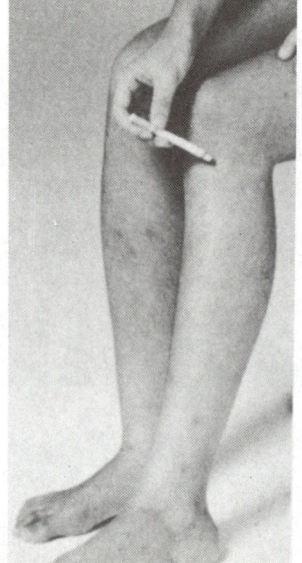
＊담배뜸을 이용한 足三里의
　경혈자극

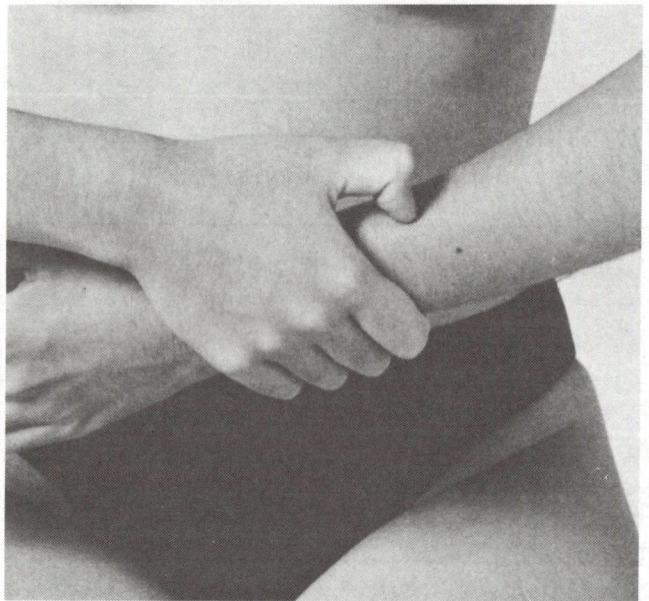

치통에는 상치통, 하치통, 상하치통이고 충치 혹은 충치처치후 금속등의 치료품이 맞지 않았거나 신경이 완전히 없어지지 않았을 때, 또 사랑니가 나올 때에 다른 이를 압박해서 생긴다. 이밖에 치주염이나 입속의 암등으로도 아프며 보통은 아프지 않은 만성의 염증이 병으로 몸이 쇠약해졌을 때에 증세가 나타나기도 한다.

상치통은 상악신경, 하치통은 하악신경에 의해 통증이 전달되는 것이므로 각각 듣는 경혈이 있지만 여기서 권장하는 온류의 경혈은 어느쪽이나 잘 듣는 즉효 경혈이다.

물론 충치나 잇병 그 자체는 전문의의 진단을 받아야 하지만 통증은 가라앉는다. 밤중에 갑자기 치통이 시작된 어린이의 충치 등 응급처치로서 통증을 억제하는 경혈로 꼭 알아두기 바란다.

또 본書에서는 채택하지 않았으나 상하의 어금니를 세게 맞물었을때 뺨에 교근(咬筋)의 부풀기가 생긴다. 그 꼭대기의 경혈을 협차(頰車)라 하며 이 경혈도 상하 어느쪽의 치통에도 잘듣는 즉효경혈이다.

병용경혈
曲池56　內關62
後谿86　合谷37

손이나 손가락의 마비

손가락의 마비를 없애고 혈액순환을 좋게 한다.
외관(外關)의 경혈 찾는 법

팔의 등쪽(손등을 위로 했을때)에서 손목까지 3 횡지(둘째, 가운데와 넷째손가락의 모은폭) 곳의 가운데 외관의 경혈이 있다. 이 외관경혈의 대칭점(바로 안쪽)이 가슴통증에 듣는 내관의 경혈이며 여기는 외관과 마찬가지로 손의 마비에도 꽤 효과적이며 침치료에서는 외관에서 내관에 침을 놓는 치료법도 흔히 쓴다. 물론 집모침이나 지압에 의한 자극도 효과적이다.

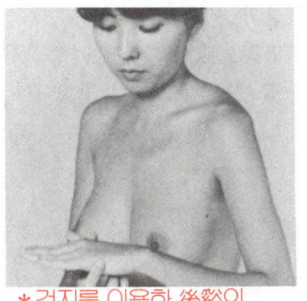
*검지를 이용한 後谿의 경혈자극

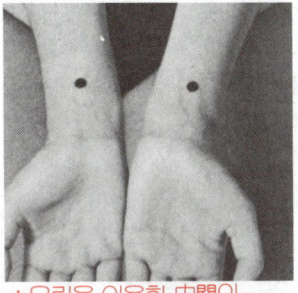
*은랍을 이용한 內關의 경혈자극

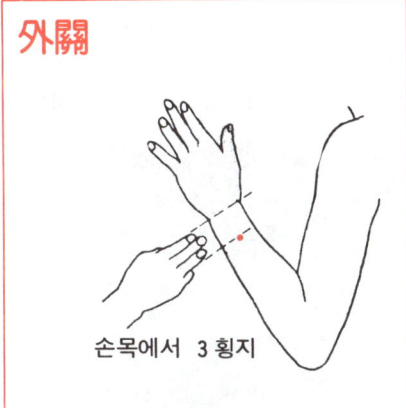
外關
손목에서 3 횡지

손가락의 배가 저리고 엄지손가락을 제대로 움직일 수가 없으며 또한 손목이 펴지지 않고 팔꿈치가 굽어지지 않는다. 손이 굳어져서 전혀 움직일 수가 없다. 손이 차고 창백해지는 등 손이나 손가락에 나타나는 증상은 여러 요인이 있으며 중한 병의 징조가 아닌가 불안해진다.

혈관의 폐색에 따라 손이나 발이 壞疽(일부가 썩는 것)를 일으키는 바자병, 원인이 확실하지 않고 손가락이 간헐적으로 창백하거나 빨갛게 된 레이노병, 쇄암기나 체인소 등 기계의 작은 진동이 원인으로 생기는 백랍병, 모두가 손의 마비를 수반하는 것이지만 이것들과 뇌졸중의 후유증 등 중추신경의 마비에서 오는 저림은 전문가의 치료가 필요하다. 또 흡연은 이것들의 병을 악화시킨다.

손가락이 마비되는 큰 원인은 목뼈(경추)의 변형이나 이상으로 팔이나 손가락에 와 있는 신경을 압박하기 때문이다. 엄지손가락의 마비는 경추의 5~6번의 이상, 6~7번은 둘째손가락과 가운데손가락, 7번과 제1흉추의 이상은 네째와 새끼손가락의 마비가 온다. 또 가슴의 근육이 굳어져 피순환이 나빠졌을 때나 빈혈로도 손이나 손가락이 마비될 때가 있다. 외관의 경혈을 자극해서 피순환을 좋게 하고 이 마비된 상태를 한시라도 빨리 없애주는 것이 좋다.

마비가 심할 때는 십선(十宣)이라 하여 10개의 손가락을 볼펜등 뾰족한 것으로 찌르면 효과적이다.

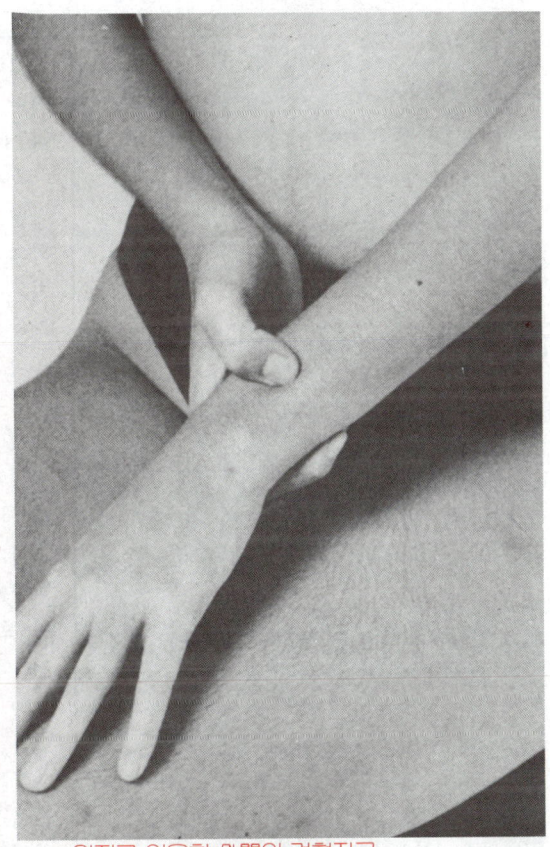
*엄지를 이용한 外關의 경혈자극

생리통

병용경혈
次髎72 大赫74 中極41
大腸俞46 關元36

호르몬의 분비를 조절하는 부인과의 특효혈
삼음교(三陰交)의 경혈 찾는 법

발목에 있는 안복사뼈에서 곧바로 위로 4횡지의곳 정강이뼈 뒷쪽 언저리의 곳이 삼음교(三陰交)의 경혈이며 누르면 짜릿한 느낌을 받는다.

삼음교라 함은 명칭 그대로 비경, 신경, 간경이라는 하지내측을 지나는 세개의 중요한 경락이 한점에서 만나는 곳이며 이 경혈 하나의 자극으로 세개의 경락조정이 동시에 이루어진다. 이 세개의 경락은 생식기나 생식기능과 호르몬의 분비에 깊은 관련이 있고 또 혈액순환이나 영양의 보급 나아가서는 정신, 신경활동에도 관련하고 있어 그야말로 부인과의 특효혈이라 할 수가 있다.

단 옛부터 산모는 유산될 염려가 있다고 하여 임신초기의 여성에게는 금물의 경혈로 되어 있다.

자극은 뜸, 집모침, 지압등으로 평상시에도 충실히 할 것을 권한다. 은립을 붙이는 것도 좋은 방법이다.

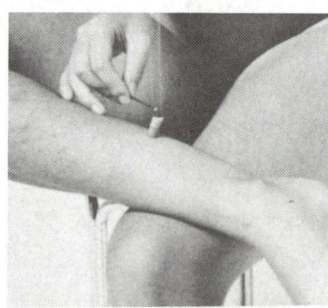
*간접뜸을 이용한 三陰交의 경혈자극

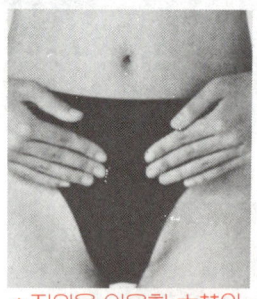
*지압을 이용한 大赫의 경혈자극

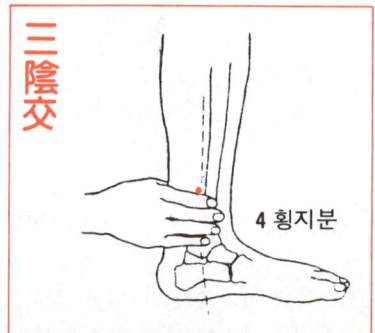
三陰交 4 횡지분

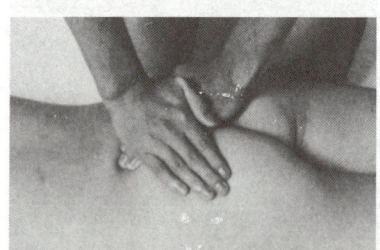
*은립을 이용한 大腸俞의 경혈자극

*겹친 손을 이용한 次髎의 경혈자극

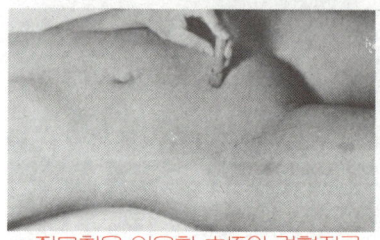
*집모침을 이용한 中極의 경혈자극

생리통은 월경불순이라 불리우며 월경의 출혈이 시작될 때나 그 전부터 통증이 나타나는 증상을 말하며 원인에 따라 1차성과 2차성으로 크게 나눌 수 있다.

1차성 월경곤란은 자궁이나 난소 등의 생식기에는 이렇다할 병의 변화를 볼 수 없으며 젊은 여성들은 호르몬에 의해 자궁이 수축하는 리듬에 변화를 일으켜서 통증이 생기는 것이다. 통증은 출혈과 함께 또는 그 조금 전부터 시작하고 치골의 바로 위의 하복부와 그 뒤쪽 허리에 나타나 양이 많아지면서 누그러지는 것이 특징이다. 성질이 급한 사람에게 많고 평상시에 운동이나 레크리에이션 등으로 몸을 단련시키면 좋을 것이다.

2차성 월경곤란증은 자궁발육부전증이던가 자궁근종, 강도 전굴 또는 후굴, 자궁내막염이나 기타 골반내장기의 염증이나 유착이 원인이 되며 통증이 생긴다. 2차성은 중년여성에게 많고 통증도 좌우 어느쪽의 하복부 병소굴이 있는 쪽에 기우는 경향이 강하며 출혈이 시작되는 어느정도 전, 때로는 일주일전부터 생기는 것이 특징이다. 이 2차성의 것 특히 염증성의 것이 원인인 경우는 무엇보다도 그 질환을 빨리 고쳐야 한다.

삼음교의 경혈자극은 생식기의 기능을 높이고 호르몬의 밸런스를 조절하는데 효과가 있다. 경혈요법으로 고통을 한시라도 빨리 면하자.

병용경혈
復溜39 氣海70

만성피로 기억력 감퇴

계속되는 권태감이나 피로감의 해소에
지실(志室)의 경혈 찾는 법

피곤하기 쉽고 몸이 나른하다는 병상은 과격한 작업이나 운동을 하고난 뒤 계절의 환절기 등에 누구나가 한번쯤은 겪는 일이다.

그러나 이와같은 일상적인 증상도 오래 계속된다는 것은 어딘가 몸에 이상이 있다는 것을 의심하게 된다. 우선 고려되는 것이 간장질환과 당뇨병을 의심해 보아야 하겠다. 이것이 심하게 되기 전에 전문의의 진단을 받아서 치료를 해야 한다.

피로감이나 권태감외에 건망증이 심하던가 매사에 하는 일도 의욕을 잃어서 집중이 계속되지 않는다고 고민하는 사람이 의외로 많다. 이것들은 부신의 기능과 깊은 관련이 있다.

부신은 중심부외 수질피 주위의 피질인 두 가지로 나누어지며 서로 다른 작용을 하고 있다. 수질에서는 아드레날린(odrenalin)이라는 호르몬이 분비되고 불났을 때의 저력처럼 순간적일 때의 힘이나 순발력을 작용시킨다. 피부에서 나오는 호르몬은 대단히 중요한 작용을 하며 우선 감염이나 상해 여러가지 스트레스에서 신체를 보호해 준다. 그리고 몸의 염분조절에서 염분이 부족하면 노곤해져 의욕이 상실된다. 다음은 성호르몬이며 그야말로 정(성)력, 활력의 근원이다. "영웅은 색을 좋아한다"라고 하는 말이 있듯이 이 위대한 사업을 해내는 자는 부신의 기능이 남들보다 뛰어난 편이라고 할 수 있겠다.

부신호르몬의 분비를 독촉하는 지실(志室)의 경혈은 제2요추와 제3요추사이(제2요추극돌기의 밑 언저리)에서 좌우에 4횡지(둘째, 가운데, 넷째, 새끼손가락의 모은 폭)의 곳에 있다.

자극법은 약한 자극이 오래 계속되는 간접뜸이나 은립이 효과적이다. 정력증진의 경혈이기도 하므로 부부가 서로 지압해 주는 것도 좋은 방법이다.

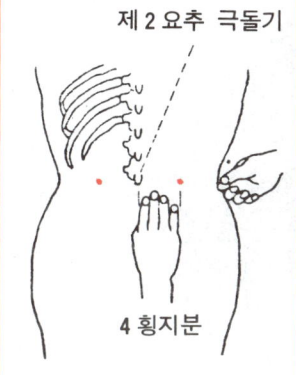
志室
제 2 요추 극돌기
4 횡지분

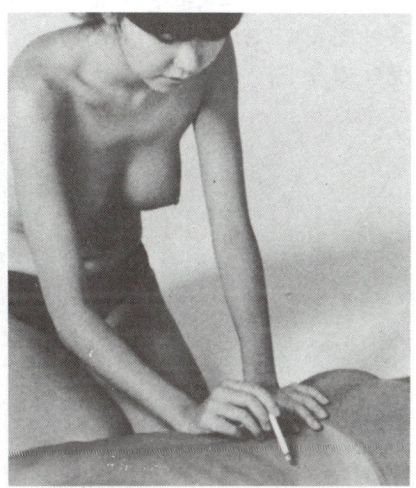
*담배뜸을 이용한 志室의 경혈자극

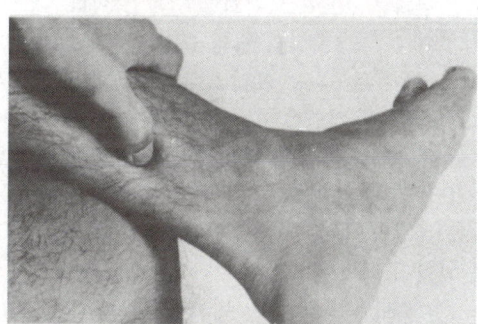
*집모침을 이용한 氣海의 경혈자극

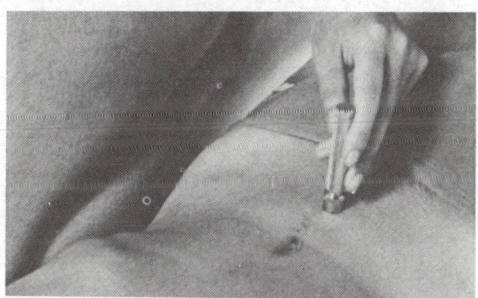
*엄지를 이용한 復溜의 경혈자극

스트레스 해소, 활력배양 경혈

병용경혈
百會48 身柱43 肝兪16
內關82 湧泉40

기분의 안절부절

기분을 가라앉히고 집중력

신문(神門)의 경혈 찾는 법

神門의 경혈은 손목의 새끼손가락쪽에 있다. 손바닥을 위로하고 다른손의 엄지손가락과 가운데 손가락으로 손목을 가볍게 잡는다. 이때 엄지손가락은 굽히지 않아야 한다. 이 엄지손가락과 손목이 접촉하고 있는 약간 위가 신문의 경혈이다.

동양의학에서는 신이라는 글자가 붙은 경혈은 마음이 깃든 곳이라 하여 정신의 작용과 깊은 관련이 있는 곳으로 되어 있다.
귀에도 같은 신문의 경혈 (금연효과와 비만방지의 항 p.77 참조)이 있어 이와같은 효과가 있으므로 병용하기 바란다.

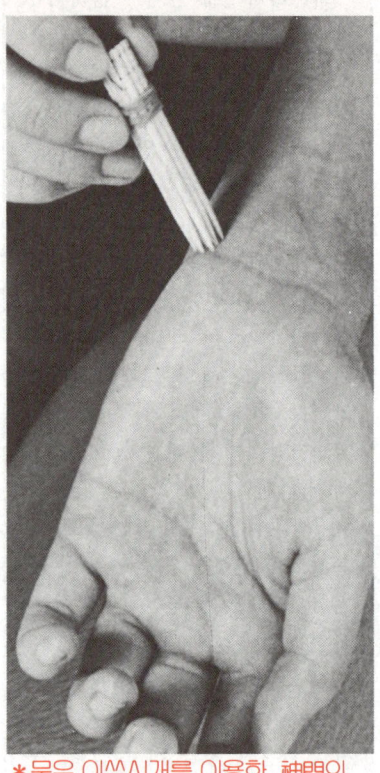

*묶은 이쑤시개를 이용한 神門의 경혈자극

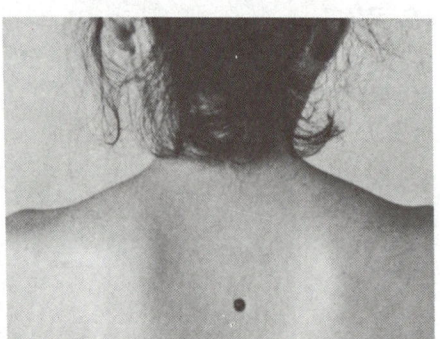

*은립을 이용한 身柱의 경혈자극

현대는 스트레스 사회라 말하고 있다. 회사에서의 인간관계, 교통사고나 병의 근심에서 자기가 생각하는 대로 되지 않는다는 프러스트레이션(욕구불만) 까지 스트레스의 한 원인이다.

이 스트레스가 신경을 불안하게 하여 사소한 일에 흥분을 하여 언제까지나 진정되지 않거나 때로는 격분되고 혹은 반대로 자신감을 잃어서 의욕을 상실하는 원인이 된다.

그러나 스트레스 그 자체를 해소한다는 것은 현대사회에서는 아마 불가능할 것이다. 그래서 스트레스를 풀어주는 것으로 담배를 피우고 술을 마시며 쇼핑을 한다는 등으로 기분전환을 하지만 이것도 어느 정도 뿐이지 그 자체를 풀 수는 없다. 또한 불안정한 마음이 시작되어 조바심이 악순환을 가져오는 것이며 이 현대병에 경혈요법은 대단히 효과가 있다. 기분이 초조하기 쉬운 사람의 기질개선으로도 된다.

또 신문의 경혈에는 즉효 효과도 있어 가령 회의석에서 격분했을 때, 책상밑에서 세게 눌러보기 바란다. 그러면 기분이 가라앉게 된다.

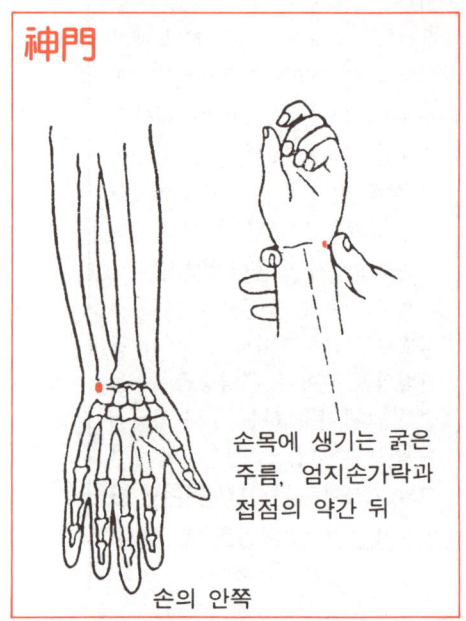

神門

손목에 생기는 굵은 주름, 엄지손가락과 접점의 약간 뒤

손의 안쪽

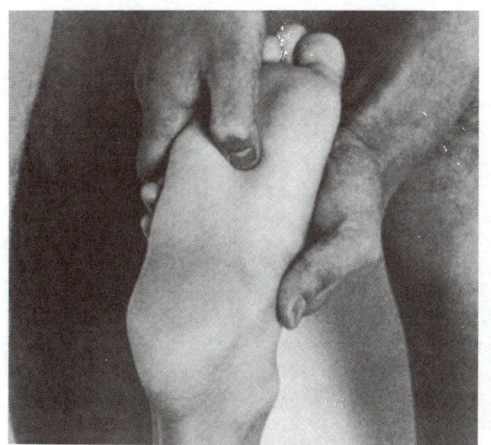

*엄지를 세워서 湧泉의 경혈자극

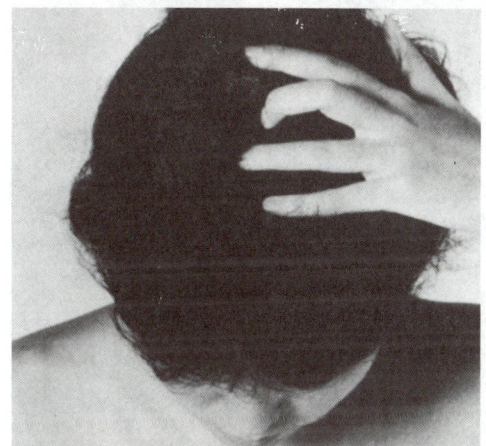

*중지를 이용한 百會의 경혈자극

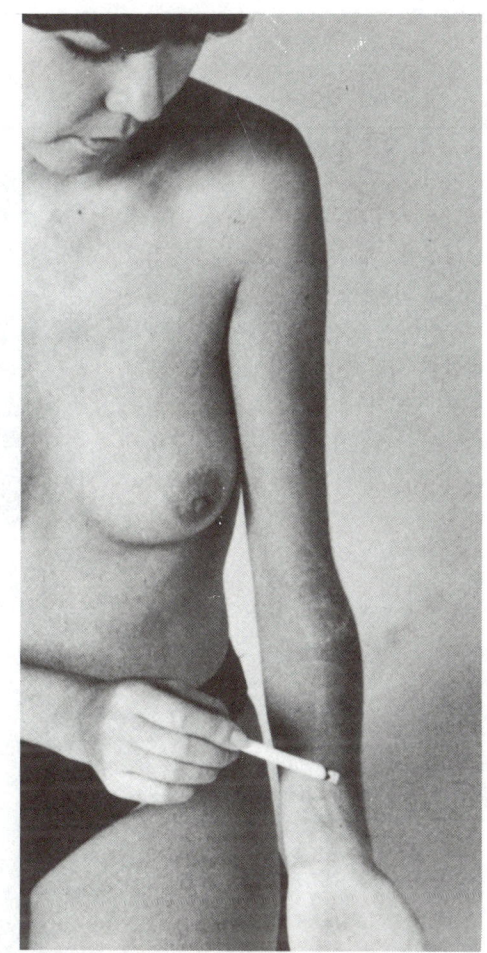

*담배뜸을 이용한 內關의 경혈자극

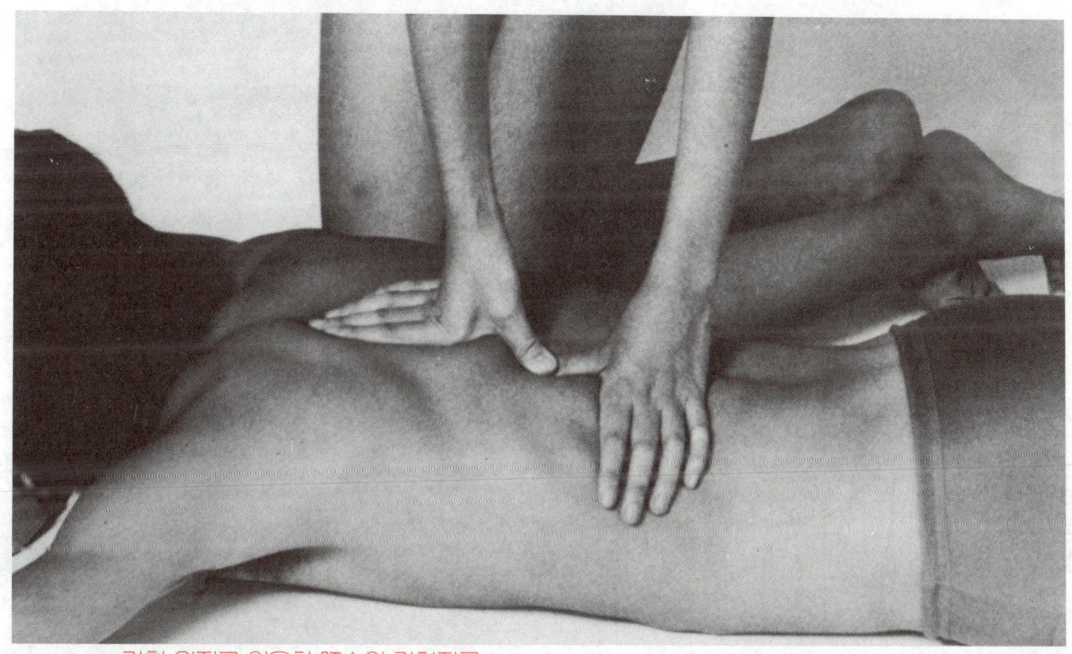

*겹친 엄지를 이용한 肝兪의 경혈자극

기분의 안절부절 ❻❾ 스트레스 해소, 활력배양 경혈

병용경혈
志室67 復溜39
中極41 中脘26

정력증진

활력을 증가시키고 氣海丹
田에 힘을 넣는다.
기해(氣海)의 경혈 찾는 법

기력을 강하게 하는 기해(氣海)의 경혈은 배꼽과 치골결합부를 잇는 정중앙선상, 배꼽에서 밑으로 1횡지반(3cm)의 곳에 있다.

배위이므로 손톱을 세우는 것 같은 지압은 피하고 손가락의 배로 가볍게 누를 정도가 좋을 것이다. 또 간접뜸(온구), 집모침 등으로 자극을 주거나 은립을 붙여두는 것이 효과적이다.

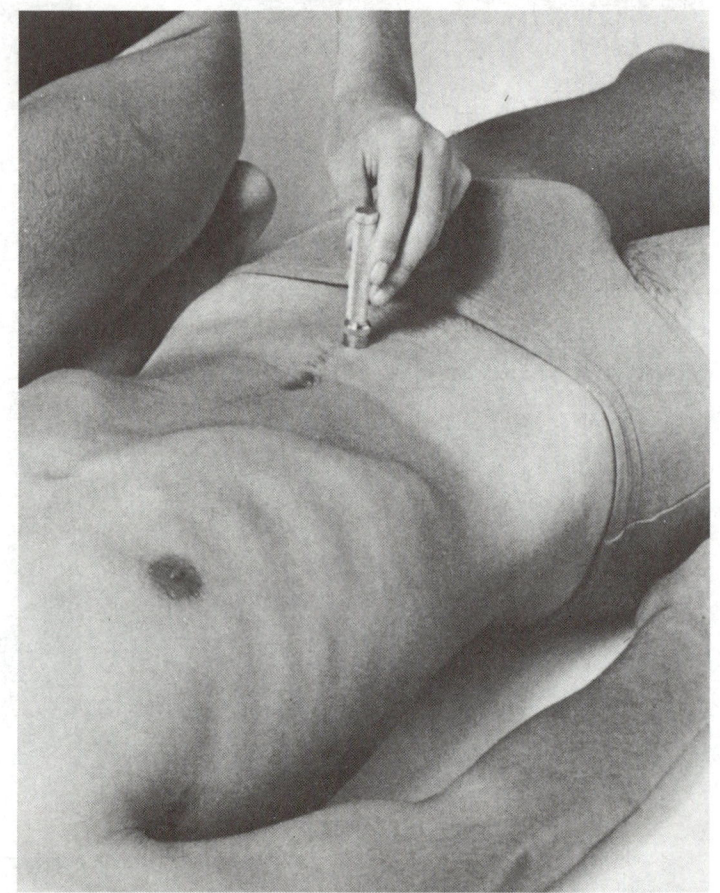
*집모침을 이용한 氣海의 경혈자극

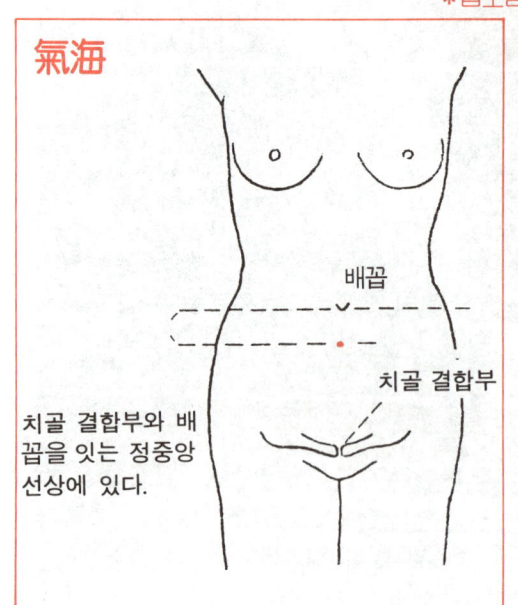

氣海

배꼽
치골 결합부
치골 결합부와 배꼽을 잇는 정중앙선상에 있다.

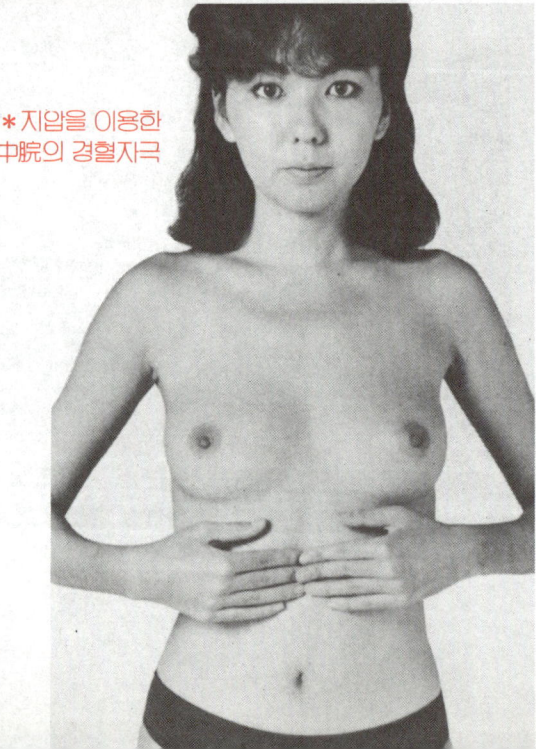
*지압을 이용한 中脘의 경혈자극

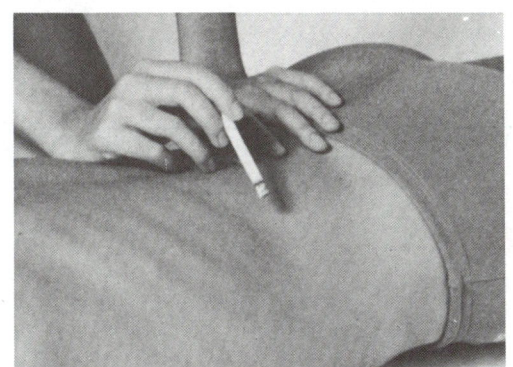

*담배뜸을 이용한 志室의 경혈자극

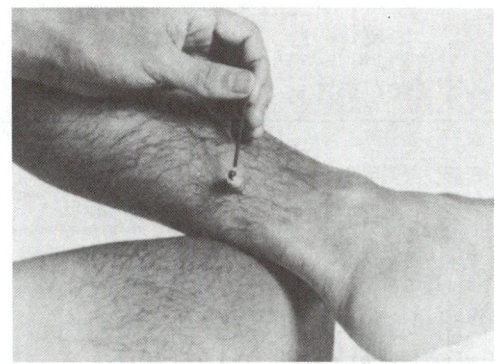

*간접뜸을 이용한 復溜의 경혈자극

중년이 지나면 대부분 남성들은 정력의 감퇴에 신경을 쓰고 강장제라는 것을 마시거나 정(精)자가 붙는 음식을 섭취하는데 이것들의 효과는 대략 일시적인 것이다. 진정으로 정력의 증강을 보강하려면 역시 건강한 몸을 단련하는 것과 항상 심신이 좋은 컨디션을 유지 하도록 노력하는 일이다. 정력의 정이라는 글자는 쌀과 푸른것 즉 야채를 밸런스 좋게 섭취함으로써 활력이 솟는다는 것이며 음식물을 충분히 흡수할 수 있는 건강상태를 유지하는 것이 무엇보다 중요하다.

건강하다면 의욕도 생기게 된다. 반대로 의욕이 건강에 작용한다는 것은 당연히 있을 수가 있으므로 항상 무엇인가를 해야지 하는 목표를 정해 놓는 것도 중요하다. 정신적인 늙음은 더욱 정력을 감퇴시킨다. 또 정은 성에도 통하게 되므로 정력증진은 성능력을 높이는 것으로도 된다.

옛날부터 「기해담전에 힘을 넣는다」라는 말이 있듯이 기해라는 경혈은 氣, 즉 에너지가 바다와 같이 많이 고이는 장소를 뜻하고 있다. 이곳을 자극함으로써 에너지나 기력이 충만해진다. 이와 동시에 장의 소화, 흡수에도 도움을 주는 경혈자극도 알아 두면 좋다.

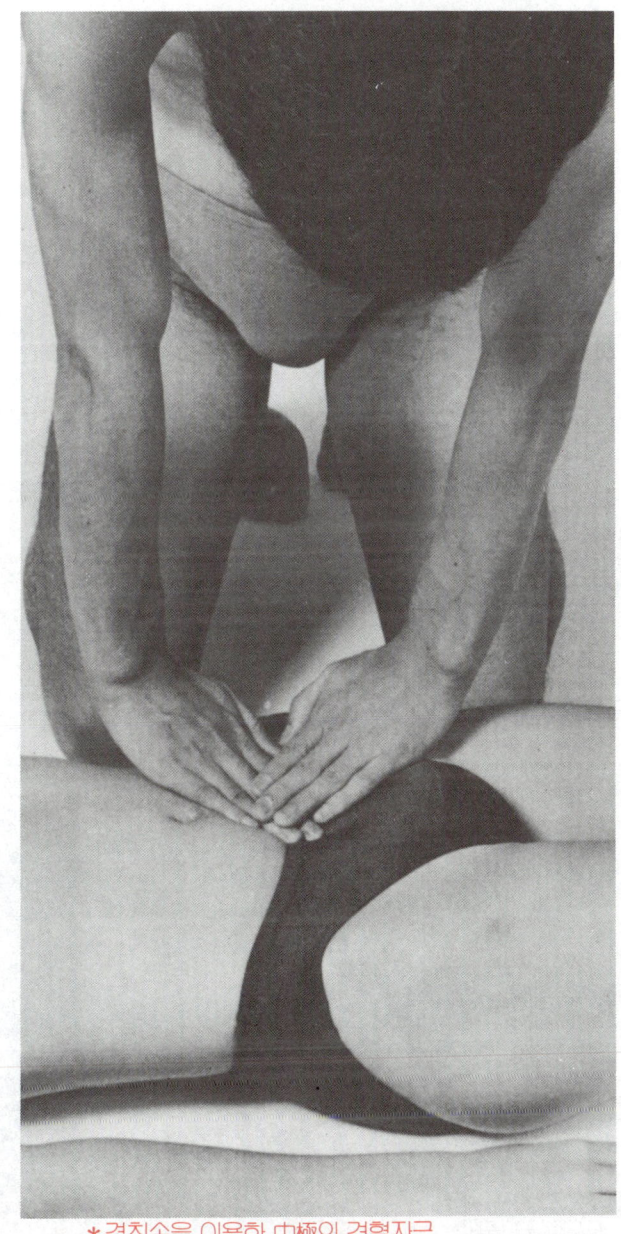

*겹친손을 이용한 中極의 경혈자극

병용경혈		**불감증**	여성기의 기능촉진 특효비결
志室67	中極41		차료(次髎)의 경혈 찾는 법
大赫74	三陰交66		

먼저 허리뒤의 상단에서 등의 정중앙선상 제5요추 밑의 약간의 돌기를 찾는다. 이 돌기의 1횡지(엄지손가락폭) 밑에서 좌우에 1횡지 옆의 곳이 차료의 경혈이며 선추(仙椎)에 따라 세로로 서 있는 4개의 구멍중 두번째를 말한다. 참고로 이것들 4개의 구멍은 위부터 上髎, 次髎, 中髎, 下髎라는 경혈이며 八髎穴이라 부르고 있으나 次髎의 경혈은 특히 골반내의 장기능 촉진에 대단히 효과적이고 병이 없더라도 여성은 언제나 이 경혈을 자극시키는 것이 좋다.

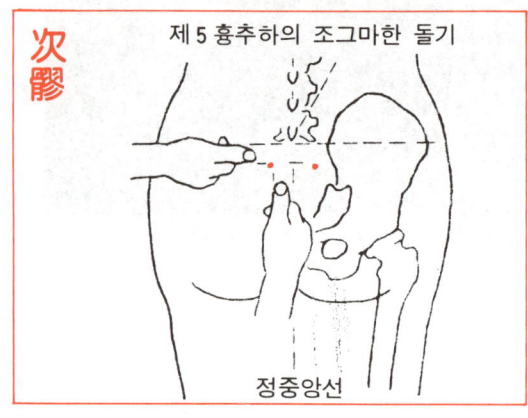

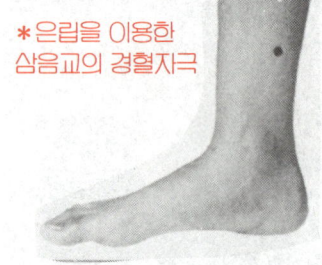

*은립을 이용한 삼음교의 경혈자극

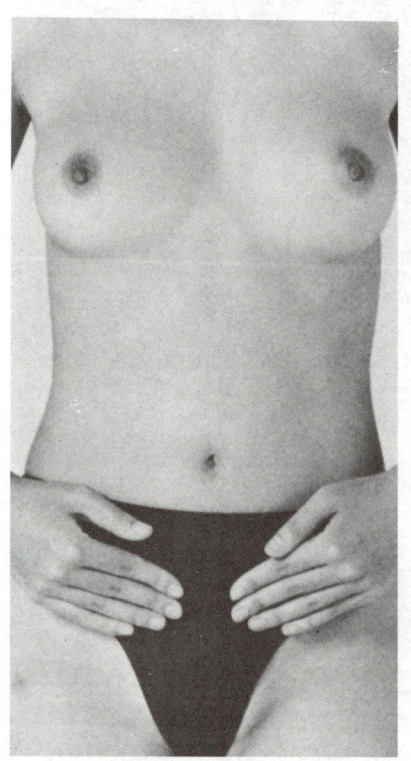

*지압을 이용한 大赫의 경혈자극

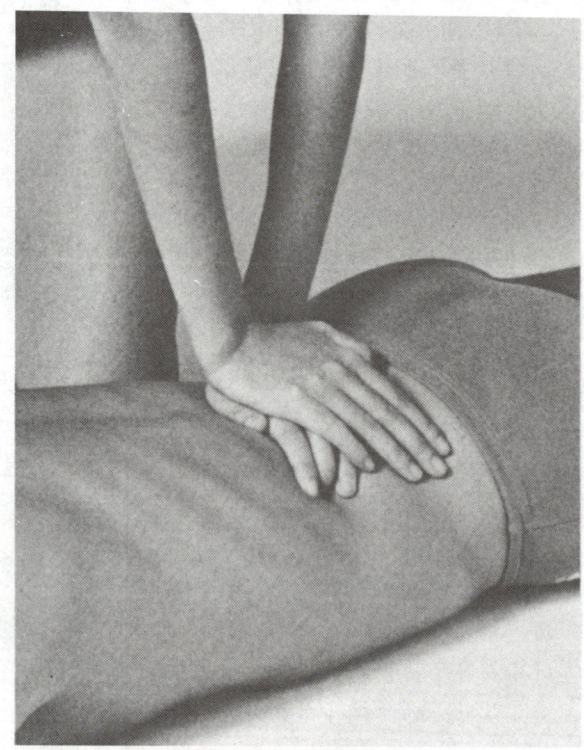

*겹친 손을 이용한 志室의 경혈자극

불감증 스트레스 해소, 활력배양 경혈

불감증이라는 것은 성욕은 있어도 오르가즘(Orgasmus)을 맛보지 못한다는 것이지만 절정 그 자체도 개인차가 있는 것이며 완전한 불감증에 걸린사람은 적은 것이다.

불감증의 원인은 크게 나누어서 두가지가 있다. 하나는 성기의 발육이 불완전한 기능적 장애에서 오는 것, 또 하나는 심리적인 요소가 원인이 되어 있는경우이며 가령 유아기의 이상한 성체험이나 첫 경험 당시의 실패나 고통에 의해 성 그 자체에 잠재적인 혐오감을 품고 있는 경우다. 이밖에 사랑이 없는 결혼이나 쌍방의 성적 무지, 상대의 일방적인 성행위나 기술적인 면까지 원인이 된다.

어제까지는 오르가즘을 느끼고 있었는데 갑자기 느끼지 못하게 될 때가 있다. 이처럼 느끼지 못하는 상태가 오래 계속되면 욕구불만이 생기므로 나중에는 결혼생활에 지장을 초래하는 일도 있다. 그 외적으로도 생리통, 빈뇨의 원인이 되며 이것은 골반내의 만성적인 더러워진 피에 기인하는 것이다. 차료(次髎)의 경혈은 골반내의 피흐름을 좋게하고 더러워진 피를 없애는데 대단히 큰 효과가 있으며 동시에 골반내 장기의 발육이나 기능을 높이고 호르몬의 분비도 촉진시킨다.

또 심리적인 원인이 불감증일 때에도 경혈요법을 함으로써 암시작용이 되어서 차차 불감증이 나아졌다는 것을 알 수 있으니 시도해 볼 만한 것이다. 전희로서 남편에게 이 경혈을 지압받는 것도 좋을 것이다.

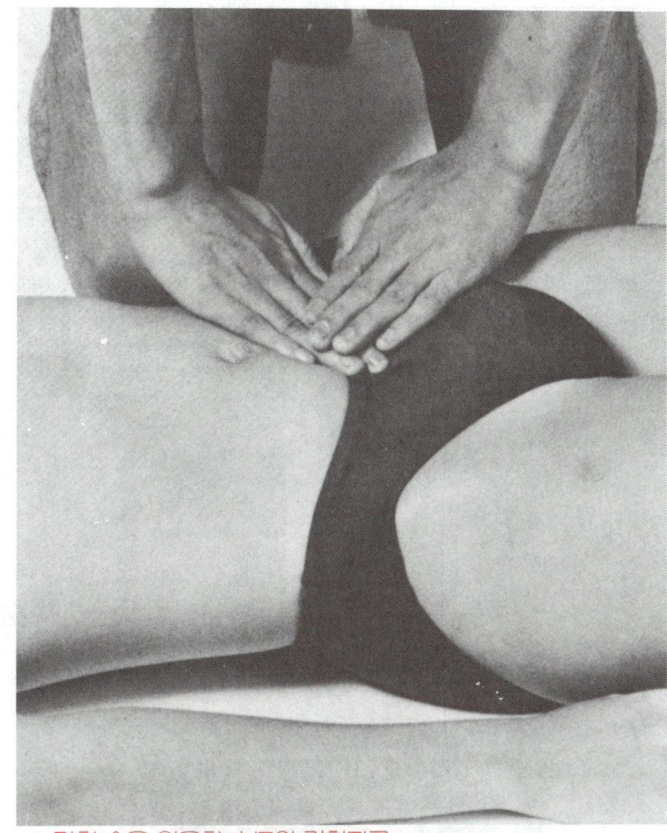

＊겹친 손을 이용한 中極의 경혈자극

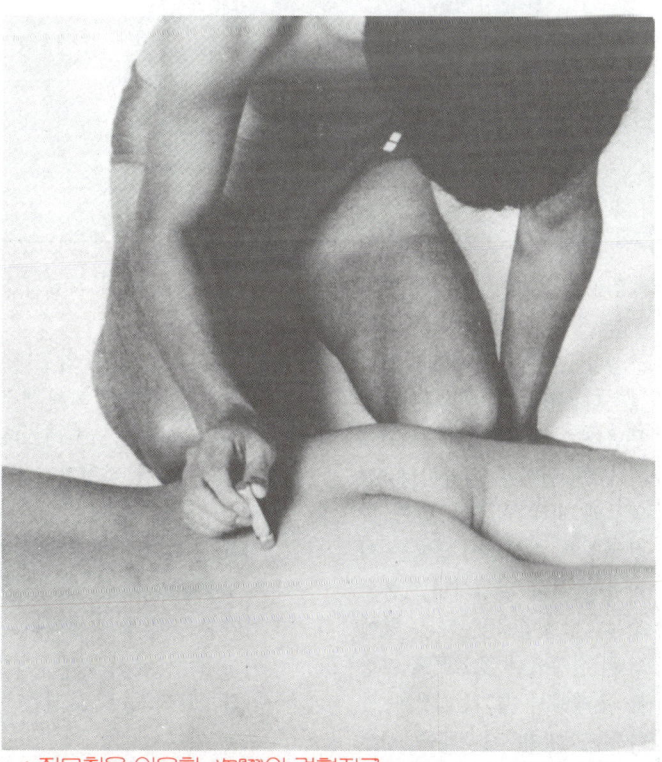

＊집모침을 이용한 次髎의 경혈자극

불감증 73 스트레스 해소, 활력배양 경혈

병용경혈
復溜39 次髎72 志室67
中極41 行間75

임포텐쯔

발기불능에 효과가 있다.
대혁(大赫)의 경혈 찾는 법

우선 치골(恥骨) 결합부와 배꼽을 잇는 정중앙선상의 치골결합부에서 1횡지(엄지손가락폭) 위의 위치를 정한다. 여기서 좌우에 넷째손가락으로 1횡지 옆이 바로 대혁의 경혈이다.

대혁은 글자 그대로 음부에 피가 충혈하고 있다는 경혈이며 여기를 자극하면 睾丸에 영향을 주어 남성호르몬이나 정액을 만드는 기능에도 크게 도움을 준다.

자극방법은 복부이므로 힘주어 세게 누르지 않는 지압 혹은 뜸에 의한 자극이 좋다

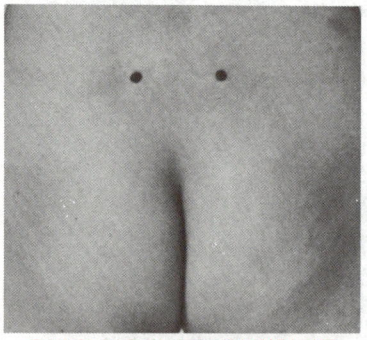
*은립을 이용한 次髎의 경혈자극

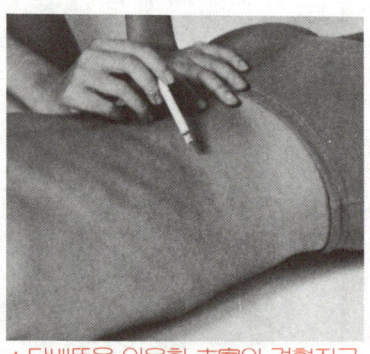
*담배뜸을 이용한 志室의 경혈자극

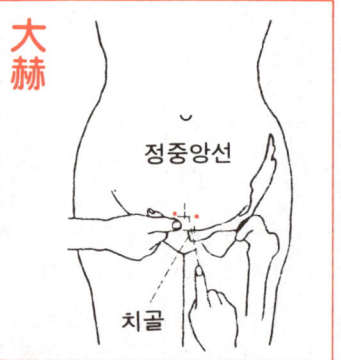

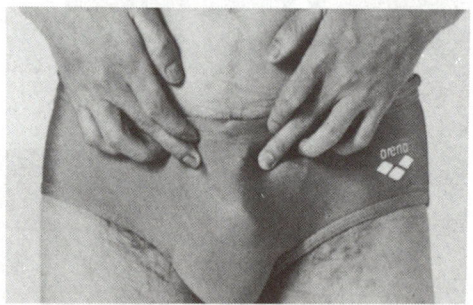
*중지를 이용한 大赫의 경혈자극

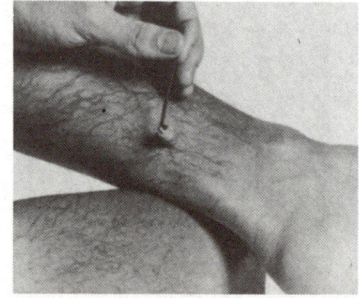
*간접뜸을 이용한 復溜의 경혈자극

임포텐쯔는 페니스의 발기불능 등으로 성교를 못하는 증상을 말하며 정자가 나오지 않는다든가 애가가 태어나지 못한다는 생식불능과는 관계가 없다. 원인은 외상이나 감염증에 의해 척추에 있는 발기중추가 손상되어 생기는 기질적인 것과 알콜이나 약물의 중독, 당뇨병 등 다른 병에 의해 신경이나 호르몬에 이상을 초래해서 생기는 것이 있다. 이와같은 경우에는 경혈요법으로는 전혀 치료가 되지 않는다.

그러나 대개의 임포텐쯔는 심리적인 원인에 의해 생긴 것이 대부분이다. 스트레스나 회사, 가정에서 걱정거리가 있으면 자연히 정력감퇴를 일으키는 것이며 실제로 발기불능, 성교불능에 빠질 때도 많다. 이와같은 경우 걱정거리를 없애는 것과 동시에 경혈요법을 가함으로써 좋은 효과를 얻을 수가 있다.

또 카운셀링(counselling)이 대단히 중요하며 효과가 있다. 어쨌든 고민거리를 없애는 것이 좋다. 설사 고민이 해결되지 않아도 심리적 부담을 최대한 줄여야 한다.

같은 심인성의 것으로 젊은 사람에게 많은 좆비린내가 나는 상태라든가 성적 열등감에서 오는 임포텐쯔는 그야말로 전문가에 의한 카운샐링에 의해 그 원인을 떨쳐버려야 하는 게 중요하다.

병용경혈
百會48 神門68 中脘26
風池85 身柱43

불면증

마음이 안정되고 푹 잘 수 있다.
행간(行間)의 경혈 찾는 법

행간은 엄지 발가락과 둘째 발가락 사이에 있다. 엄지발가락과 둘째발가락이 붙은 곳에서 엄지발가락쪽 뼈측의 부분을 세게 누르면 저리듯이 아픈곳이 있는데 여기가 행간의 경혈이다.

행간은 안정(眼精)피로에는 제일의 경혈이며 여기에 은립을 발라두고 자기전에 위에서 맛사지를 하면 쉽게 잠들 수 있다.

엄지발가락과 둘째발가락의 밑에 엄지 발가락쪽 뼈있는 곳

行間

불면증으로 고생하는 사람은 상당히 많으며 늘어날 추세이다.

불면증은 다음과 같은 패턴으로 나눌수 있을 것이다. ① 잠들 수가 없다. ② 일단 잠이들어도 금방 잠에서 깨어나는 행위를 반복하거나 한시도 깊은잠을 자지 못한다. 충분한 잠을 자기전에 언제나 빨리 깨어나는 등의 종류가 있다.

수면에 대해서는 아직 완전하게는 밝혀지지 않고 있으나 수면에는 두가지가 있다는 것을 알 수가 있다. 하나는 뇌파에 수면특유의 여유있는 파형(汲形)이 나타내는 깊은 잠이며 몸의 모든 작용도 쉬게 된다. 육체를 쉬게하고 피로를 없애기 위한 것이라 생각된다. 또 하나는 수면중에 안구가 빠르고 심하게 움직이는 렘수면이라 불리우는 것이며 뇌파도 각성시와 같은 것이다. 꿈은 이때에 꾸게 되며 깊은 잠과 렘수면이 한조가 되어 90분 간격으로 4회에서 4회 반복되는 것이 하루밤의 수면이다.

또다른 원인은 뇌의 병이나 자극성의 식품이나 약에 의해 되뇌의 흥분이 악화되어 있을 때와 통증, 가려움증. 설사나 빈뇨가 있어서 잠을 이루지 못하는 2차적인 것이 있다. 이럴 때에는 빨리 원인을 없애야 한다.

그러나 불면증에 고민하는 대부분의 사람은 정신적인 것이 원인인 경우가 많으므로 마음을 집정시키고 경혈요법을 해서 수면을 충분히 취해야 장수할 수 있다.

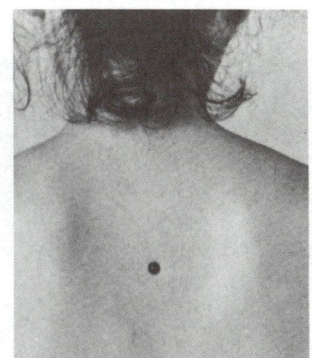
*은립을 이용한 身柱의 경혈자극

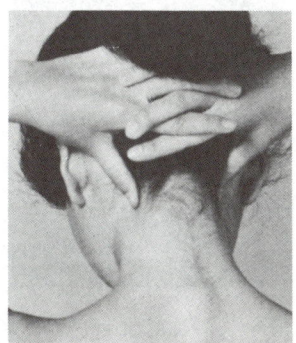
*양쪽 엄지를 이용한 風池의 경혈자극

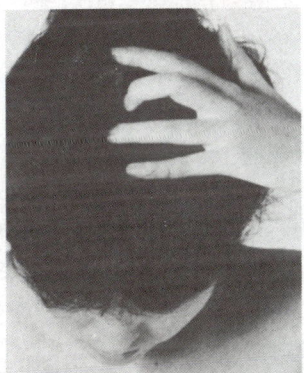
*중지로 지압을 이용한 百會의 경혈자극

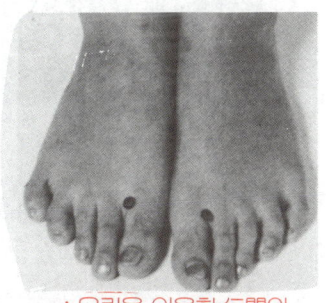
*은립을 이용한 行間의 경혈자극

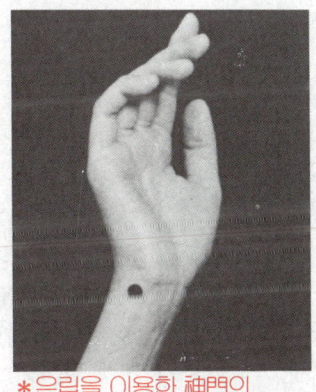
*은립을 이용한 神門의 경혈자극

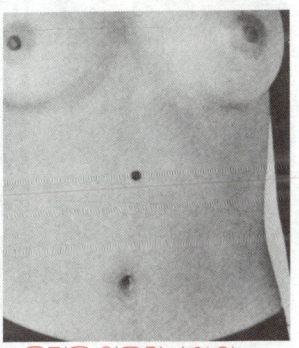
*은립을 이용한 中脘의 경혈자극

식욕부진

＊병용경혈＊
中脘26　商丘81
氣海70　神門68

이유도 없이 식욕이 돌아 나지 않을 때에
천추(天樞)의 경혈 찾는 법

배꼽 바로옆 2 횡지(둘째와 가운데손가락의 모은 폭 양 4cm)에서 배꼽을 축으로 양쪽에 있는 것이 천추의 경혈이다.

지압이 더 효과적이고 좋으나 복부이므로 손가락을 세워서 너무 세게 누르는 것은 좋지가 않다. 손가락을 모아서 손가락 안쪽으로 잠깐 문지르듯이 천천히 누르는 것이 좋을 것이다. 집모침에 의한 자극도 좋은 효과가 있다.

이 천추의 경혈은 위장계의 작용을 활발하게 하기 위해 식욕을 증진시키는 외에 소화불량이나 변비, 설사에도 큰 효과가 있으니 참고하기 바란다.

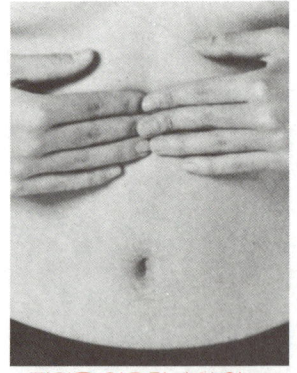
＊지압을 이용한 中脘의 경혈자극

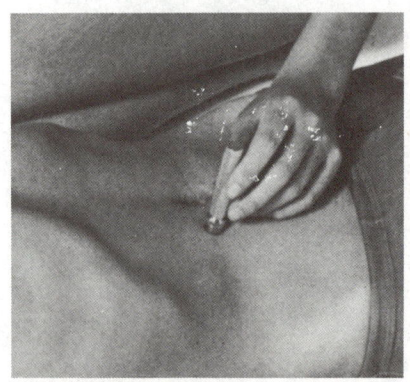
＊집모침을 이용한 天樞의 경혈자극

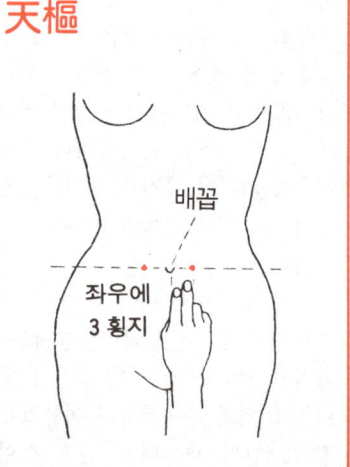
天樞

배꼽
좌우에 3 횡지

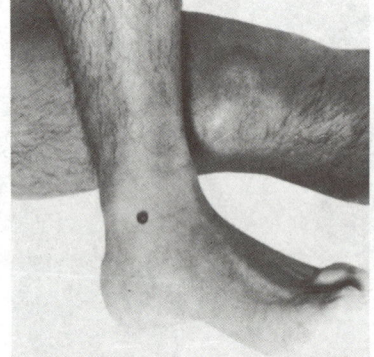
＊은립을 이용한 商丘의 경혈자극

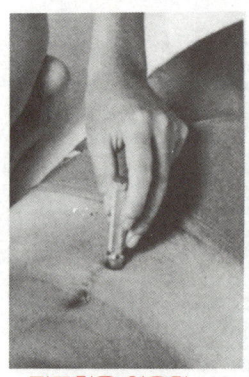
＊집모침을 이용한 氣海의 경혈자극

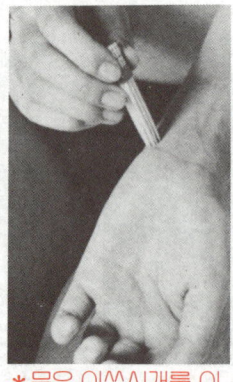
＊묶은 이쑤시개를 이용한 神門의 경혈자극

어떠한 병에도 식욕부진은 따르기 마련이며 뒤집어 말하면 식욕이 없어졌다는 뜻은 어떠한 병에 걸리지 않았나 하는 경고로도 된다. 그렇지만 피로라든가 이렇다할 확실한 이유도 없이 식욕이 없을 때도 있다.

요즘에는 그다지 듣지 못하는 것이며 이익 주의의 세계와 같이 되었지만 상사병으로 식욕이 없어졌다는 말도 있다. 그러나 이것은 사실이며 식욕이라는 것은 뇌의 작용과 밀접한 관계가 있고 정신적인 긴장이나 동요에 관계되는 것이다. 이와같이 어떤 병이 원인이 아닌 경우 식욕을 증진시키기 위해서는 경혈요법보다 효과적이다.

최근 거식증이라는 병이 자주 화제가 된다. 체중 콘트롤을 위한 단식이나 절식이 너무 지나쳐서 전혀 음식물을 받지 않게 되는 병이며 미국의 어느 인기 가수가 이 병으로 인해서 사망했을 정도로 무서운 것이다. 외모보다도 건강을 소중하게 여겨야할 것이다. 특히 성장기의 영양실조 현상은 나중에 뇌 등에 중대한 장애를 남기게 되므로 특히 조심하지 않으면 안된다.

병용경혈
百會48 内關62

금연효과와 비만방지

귀에 있는 4개의 경혈이포인트
交感, 神門, 肺, 飢點의 경혈 찾는 법

담배는 인체에 몹시 해로운 것이다. 니코틴이 인체에 흡수되면 기관지는 두 말 할 필요도 없고 혈액순환의 방해 등 백해무익한 것이라고 할 수 있다. 그러나 사람 개개인의 의지에 따라 다소의 차이는 있겠지만 담배를 끊기란 여간 어려운 것이 아니다. 여기에서 소개하는 경혈은 담배를 피우고 싶은 마음을 없애주는 것으로서 효과를 볼 수 있다.

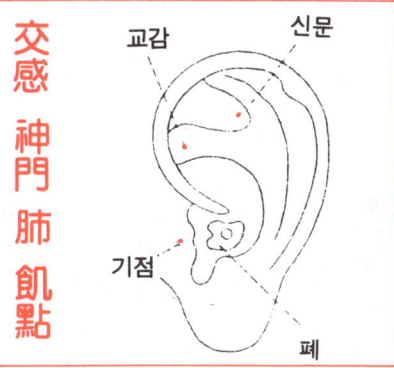

交感 神門 肺 飢點

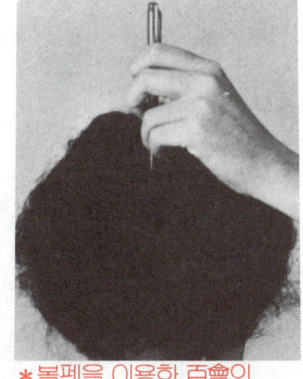

*볼펜을 이용한 百會의 경혈자극

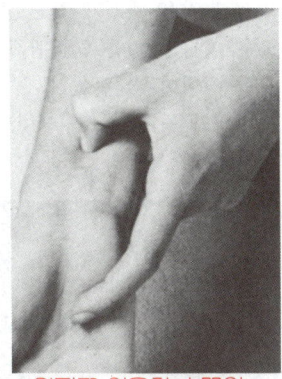

*엄지를 이용한 内關의 경혈자극

이 경혈을 자극하면 담배가 싫어지는 경혈이라고는 하지만 어디까지나 본인이 금연하려는 의지가 있어 그때 생기는 생리적인 금단 증상을 해소하는 데에 효과를 볼 수 있는 경혈이다. 물론 금연한다는 의사가 있어도 사람이 피우는 것을 보면 맛있어 보여 결심이 야헤지든가 친구의 유혹에 못 견딘다는 것은 의지박약이며 경혈요법으로도 고치기가 어렵다.

담배를 끊으므로 마음이 어수선해서 도저히 진정이 안되거나 일에 집중할 수가 없을 때에 경혈을 자극함으로써 산란한 마음이 해소되고 하는 일에 집중할 수가 있는 것이다.

같은 이유로 이것들 경혈에 기점이라는 경혈을 가하면 비만에도 효과가 크다.

비만이라는 것은 호르몬의 이상으로 생기는 병적인 비만과 스트레스 해소의 댓가 행위로서의 과식에 의한 비만으로 크게 나눌 수가 있다.

경혈요법으로 효과를 볼 수 있는 것은 후자에 말한 스트레스 해소쪽이다. 이것도 금연과 같이 본인이 과식하지 않겠다는 의지가 없어서는 안 된다. 이 경혈을 자극하면 음식물이 싫어지거나 만복감이 생기는 것이 아니고 먹고 싶다는 마음을 억제하기 위해 생기는 조바심을 해소할 수가 있는 것이다.

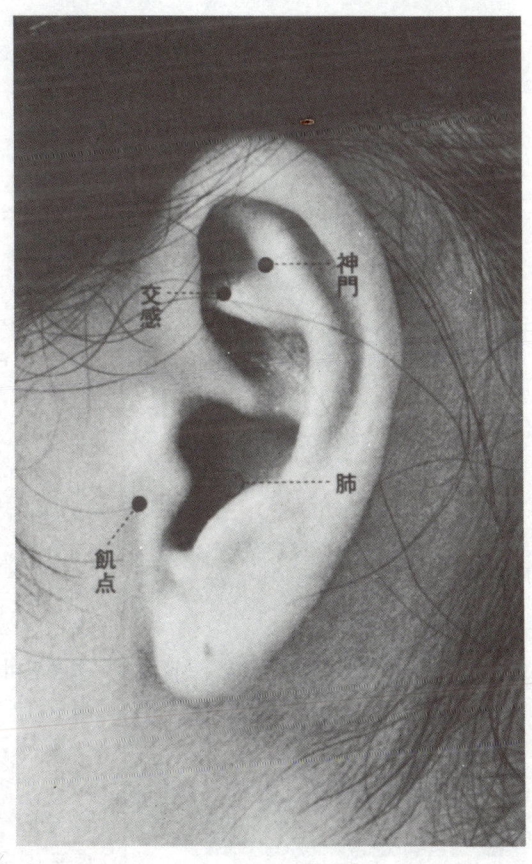

금연효과와 비만방지 77 스트레스 해소, 활력배양 경혈

신경이 쓰이는 증상의 해소 경혈

＊병용경혈＊
百會 48　天柱 50
耳門 79　客主人 83

현기증 어지러움증

현기증에 효과가 높다.
중저(中渚)의 경혈 찾는 법

중저는 삼초경(三焦経)이라는 경락에 속하며 임파선과 깊은 관계가 있는 것이다. 어지러움증은 귀속을 지나고 있는 임파관과 관련되어 있으므로 중저의 경혈이 잘 듣는다.

중저의 경혈은 손등, 넷째 손가락쪽 셋째 손가락뼈가 갈리는 곳의 넷째 손가락쪽 뼈쪽이며 세게 누르면 통증을 느끼는 곳이다.

햇볕 아래서의 야구경기 관람이나 교정에서 조회할 때 또는 소음 등으로 어지러움증, 현기증이나 기분이 나쁘게 되었을 때 이 중저의 경혈을 세게 누르면 즉시 효과를 볼 수 있다

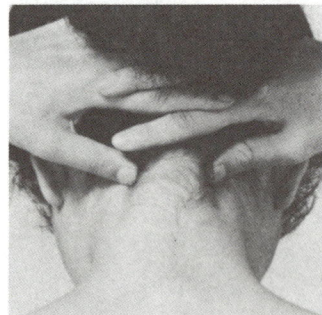
＊손가락을 이용한 天柱의 경혈자극

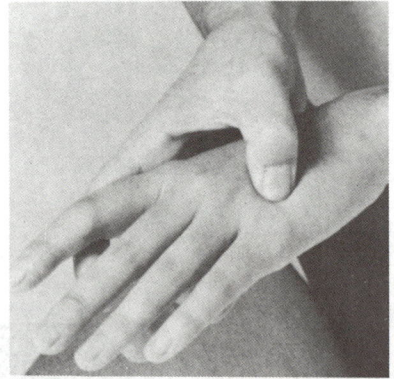
＊엄지를 이용한 中渚의 경혈자극

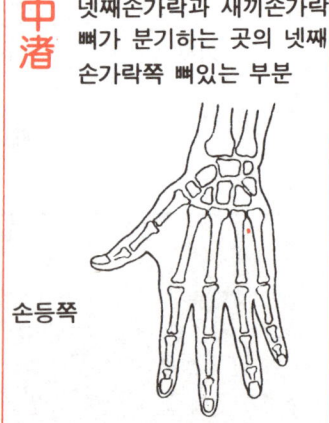
中渚 넷째손가락과 새끼손가락 뼈가 분기하는 곳의 넷째 손가락쪽 뼈있는 부분
손등쪽

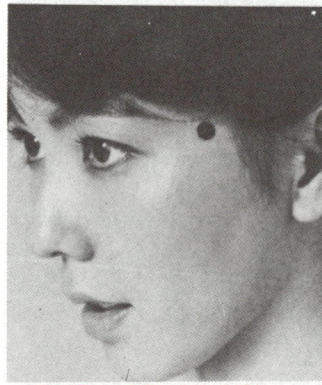
＊은립을 이용한 客主人의 경혈자극

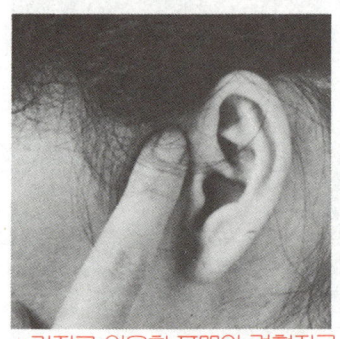
＊검지를 이용한 耳門의 경혈자극

어지럽거나 현기증이 나는 것은 갑자기 섰을 때나 공복일 때에 느끼는 것이지만 또한 병적인 현기증의 원인은 두 가지로 나눌 수가 있다.

하나는 말초신경성의 것, 즉 귀의 속귀·내정(内庭) 신경의 이상에 의해 생기는 메니엘병이며 평형기능이 손상되는 것이다. 이 병에는 경혈요법이 커다란 효과를 발휘한다. 또 하나는 중추성의 것이며 뇌종상 등의 뇌병이나 또는 뇌내의 혈액 순환에 지장을 주었을 때에 생기는 것이며 고혈압, 저혈압, 빈혈, 뇌저동맥부전증 등에 의한 현기증이 이것이다. 한 번쯤의 현기증이나 빈혈 또는 메니엘병 등의 원인이 알려져 있는 어지러움 외는 전문의의 진단을 받아야할 것이다. 어디까지나 하나의 판별방법에 지나지 않지만 현기증시 수반 증상으로서 귀울림이나 구토가 현기증과 병행해서 나타날 때는 메니엘병, 무관하게 생길 때는 중추성의 병인 경우가 흔하다.

또 빙글빙글 도는 현기증과 비틀비틀 거리는 현기증에서는 앞의 것이 말초성의 것, 뒷 것이 중추성의 원인에 의할 때가 많지만 증상이 생기는 법이 급격한가 누린가의 차이일때도 있으므로 주의하지 않으면 안된다.

병용경혈
中渚78 復溜39
肩井51 腎俞17

귀울림

귀울림이 차차 없어진다.
이문(耳門)의 경혈 찾는 법

귀의 바로 앞에 있는 자그마한 돌기를 이주(耳珠)라 하며 이문의 경혈은 손가락에 힘을 뺀 상태로 가볍게 대고 있으면 뚝뚝하는 맥동을 느끼는 곳이다. 여기는 귀병에 드는 경혈이 모두 모여있고 이주 한 복판의 앞에 청궁, 하단 앞을 청회라 하고 귀울림외에 귀병 전반, 얼굴의 신경통이나 현기증에도 상당한 효과를 얻을 수 있다.

자극법으로는 손가락으로 맛사지 외에 집모침에 의한 자극, 은립에 의한 지속적인 자극을 주면 된다.

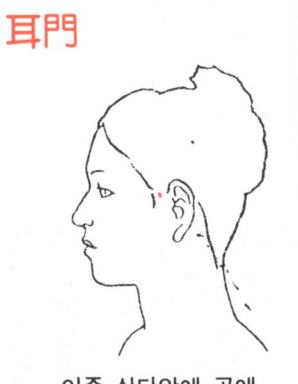

耳門

이주 상단앞에 곳에

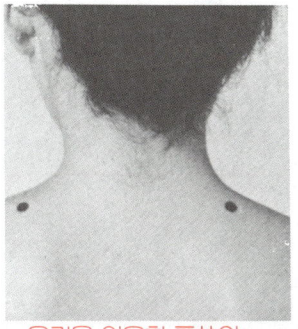

*은립을 이용한 肩井의 경혈자극

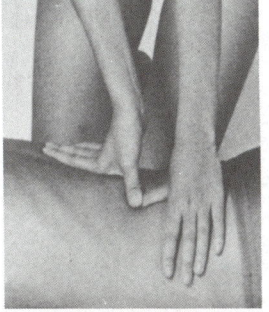

*엄지를 이용한 腎俞의 경혈자극

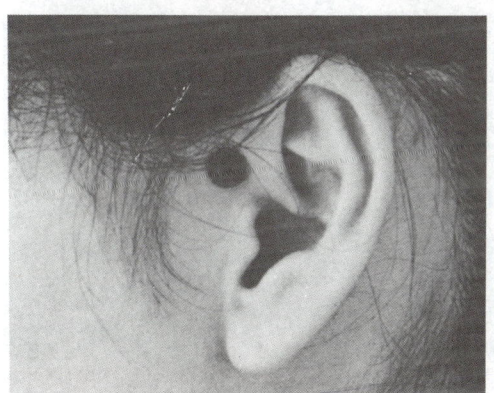

*은립을 이용한 耳門의 경혈자극

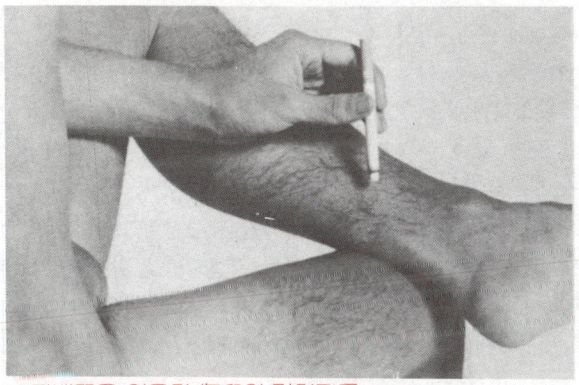

*담배뜸을 이용한 復溜의 경혈자극

「웡」하거나 「쩡」하는 사실음이 없는 데도 들리는 증상을 귀울림이라 한다.

그 대개는 난청(難聽)과 함께 생기나 단독으로서 생기며 그 원인을 알수 없는 것이 많고 이비과를 울리는 증상이다.

귀울림은 귀자체에 장애가 있을 때, 가령 중이염이나 이관협착 등에서 생기고 메니엘병, 고혈압, 당뇨병 등 다른 병에 의해서도 생긴다. 또 갱년기장애, 노인성 난청이라는 것에서 항공기의 승무원이나 소음이 심한 공장의 직공에게 생기는 직업병으로서의 귀울림도 있고 모두가 만성화되면 대단히 고치기가 힘든 것이다.

경혈요법으로 효과가 있는 것은 귀자체에 병이 있는 것이나 귀울림의 원인이 되는 다른 병이나 장애가 있는 것은 안되며 혈행불순에 의한 귀울림, 혹은 심신의 피로에서 오는 귀울림이다. 노인성난청 등은 초기중에 경혈요법을 함으로써 상당히 그 악화를 억제할 수가 있다.

또 지정된 난병(특정질환)에 돌발성난청이라는 병이 있는데 이 병은 발병시부터 2주일 이내에 치료하지 않으면 휴유증으로서 귀울림, 난청이 남게 되므로 그 증세가 보일 때는 즉시 전문의를 찾아서 치료를 받는 것이 제일 현명한 방법이다.

병용경혈	
內關 62	神門 68
心俞 32	膈俞 87

동계, 숨참

가슴이 두근거리거나 숨이 찬 것을 고친다.
단중(膻中)의 경혈 찾는 법

단중의 경혈은 쉽게 찾을 수 있다. 유두와 유두를 잇는 한 가운데에서 조금 위쪽에 있다. 누르면 숨이 막힐 것 같고 상당히 강하게 통증을 느끼는 곳이다.

이 단중의 경혈은 젖이 부족할 때도 몹시 잘 듣는 경혈이다.

지압 혹은 집모침에 의한 자극에도 효과가 있다.

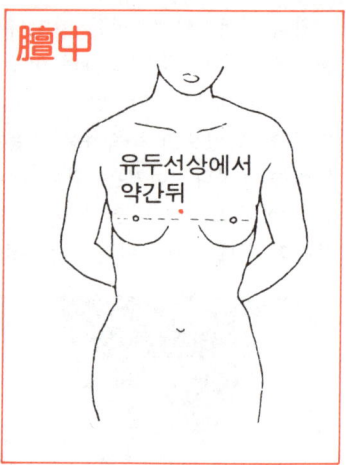
膻中
유두선상에서 약간뒤

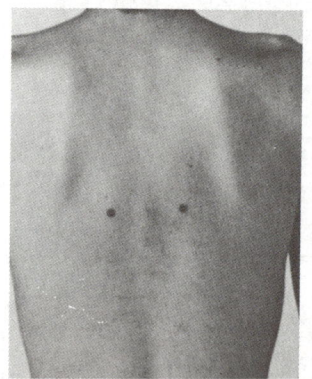
*은립을 이용한 膈俞의 경혈자극

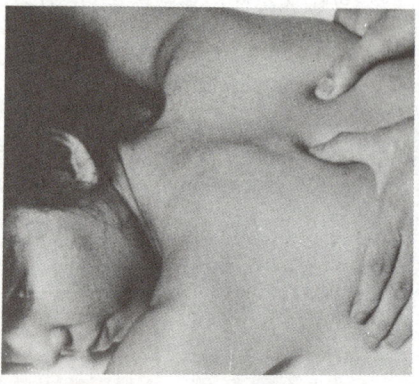
*지압을 이용한 心俞의 경혈자극

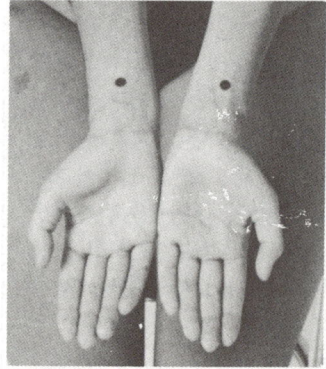
*은립을 이용한 內關의 경혈자극

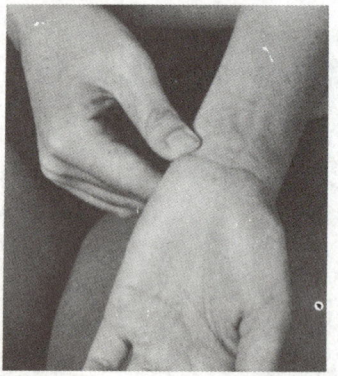
*엄지를 이용한 神門의 경혈자극

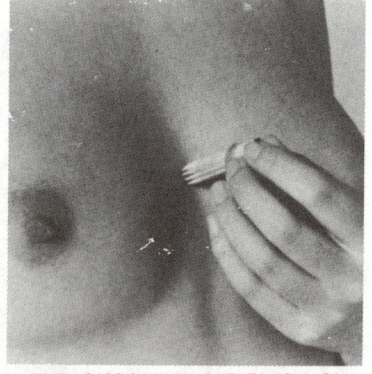
*묶은 이쑤시개를 이용한 膻中의 경혈자극

갑자기 가슴이 두근거리거나 답답하면 혹시 중병에 걸려 있는가 하고 불안에 떨 때가 있다.

이와같은 증상이 심박급속증인데 갑자기 몹시 심하게 몸을 움직였을 때나 식사한 직후 등의 신체적 긴장상태일 때나 화, 놀람, 공포로 인해 정신이 흥분했을 때에 나타나는 병이 아닌 생리적인 것과 심장 노이로제, 신경쇠약, 히스테리 등에 의하는 신경성의 것이 있다.

그러나 이 동계, 숨차는데는 이밖에도 ①심장병 ②고혈압이나 동맥경화 등의 혈관병 ③사춘기, 월경시, 갑상선 기능항진 등에 의한 호르몬에 관련한 것 ④변비든가 배가 당긴데, 비만 등의 소화기 이상에 기인한 것 ⑤니코틴, 알콜, 커피등의 중독이나 병적 원인에 기인하는 것이 많다.

이와같은 증상이 오래 계속될때는 경혈요법을 함과 동시에 의사의 진료를 받아 정확한 치료를 해야 한다.

병용경혈
內庭88 中脘26 天樞76
內關62 關元36

소화불량 구토

선천적으로 위장이 약한사람에게
상구(商丘)의 경혈 찾는 법

발의 안복사뼈 앞 밑의 가장자리의 들어간 곳이며 누르면 통증을 느끼는 곳이 상구의 경혈이다. 자극방법은 담배뜸이 적합하며, 불붙은 담배를 접근시켜 따거우면 떼는 식으로 동작을 반복한다. 구토기가 없어지며 차를 타고서 멀미를 할 때도 효과적이다.

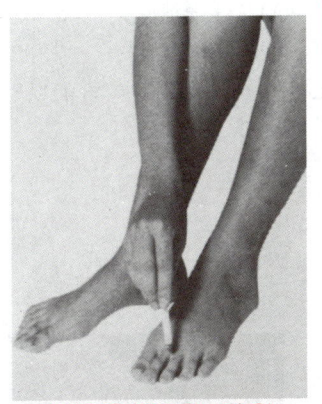
*담배뜸을 이용한 內庭의 경혈자극

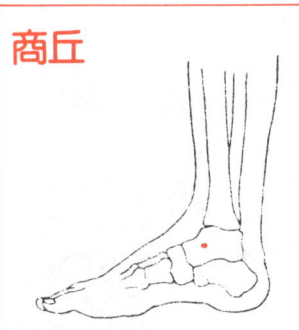
商丘
안복사뼈의 앞 밑 가장자리의 들어간 곳에 있다.

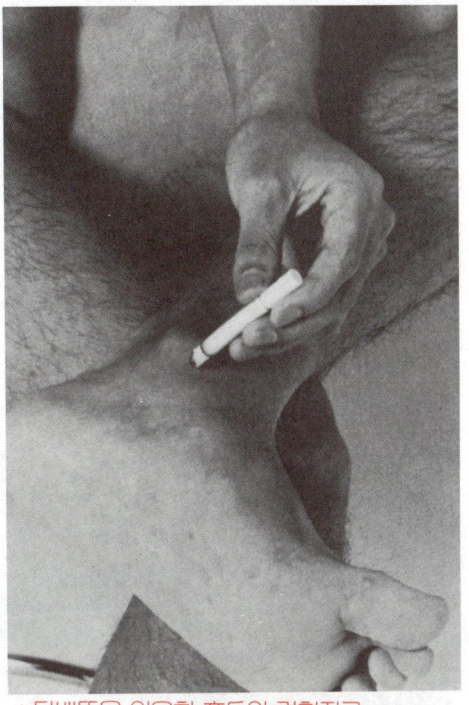
*담배뜸을 이용한 商丘의 경혈자극

소화라는 것은 의학적으로 말하면 위장의 꿈틀운동이든가 분절운동이라는 농작과 위액, 췌장, 단즙 등의 소화액에 의해 음식물을 삭이는 작용을 말한다. 소화불량이라는 것은 어떠한 이유로 그 작용이 원활하지 않을 때에 생기는 증상을 말한다.

그 이유는 원래 선천적으로 위장 근육의 작용이나 위액 등의 분비물이 불충분한 사람, 정신적인 스트레스가 자율신경에 영향을 주어 위장의 작용이나 위액의 분비에 지장을 초래하고 있는 사람, 이밖에 다른병에서 오는 것 등으로 크게 나눌 수가 있다.

경혈요법으로 큰 효과를 보는 사람은 체질적으로 위장이 약하고 언제나 소화불량인 사람과 스트레스가 원인으로 위장이 둔해져서 신경성 소화불량증세에 시달리는 사람 등이다.

여기서는 소화불량에 구토증이 동반했을 때, 실제로 토해 버렸을 때에 듣는 발에 있는 상구의 경혈(멀미로 토했을 때에도 효과를 볼 수 있다)을 채택하고 있으며 이밖에 말한 경혈을 자극하고 위장 사체를 강하게 하는 것이 무엇보다도 우선되어야 할 문제이다.

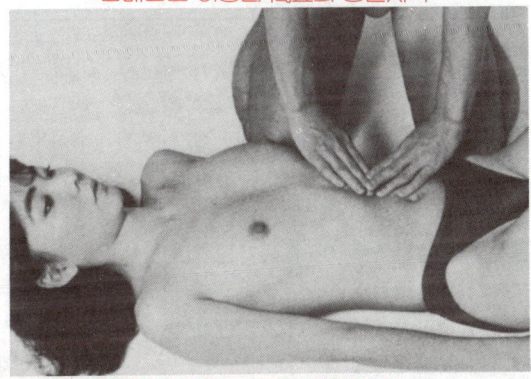
*겹친 중지를 이용한 中脘의 경혈자극

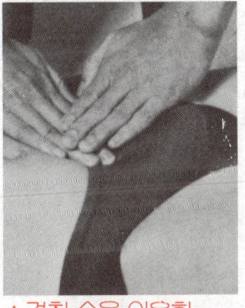
*겹친 손을 이용한 關元의 경혈자극

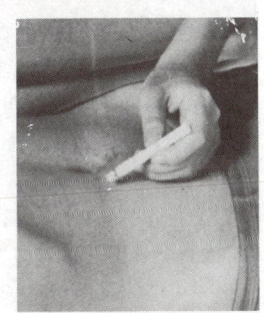
*담배뜸을 이용한 天樞의 경혈자극

＊병용경혈＊
腹結30 大腸俞46 關元36 天樞76 次髎72

설 사

장의 작용을 강화하고 설사를 멈춘다.
양구(梁丘)의 경혈 찾는 법

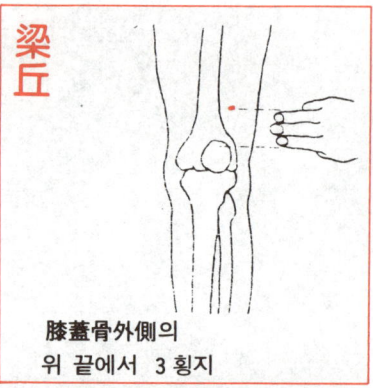
梁丘
膝蓋骨外側의 위 끝에서 3 횡지

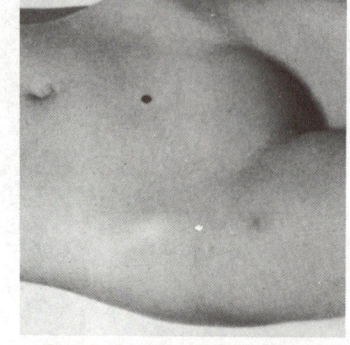
＊은립을 이용한 關元의 경혈자극

흔히 무릎의 접시라고 하는 슬개골의 바깥쪽 상단에서 위로 3횡지(둘째, 가운데, 넷째손가락의 모은 폭) 의 곳이 양구의 경혈이다. 무릎을 폈을 때 무릎바깥 쪽에 홈이 생기는 데, 이 홈을 위에서 쓰다듬어 볼때, 홈이 끝나는 곳이기도 하다. 여기를 손가락으로 살며시 긴시간을 누르고 있으면 효과가 있다.

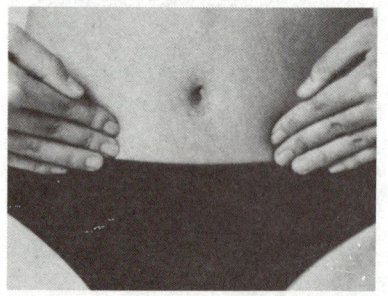
＊지압을 이용한 腹結의 경혈자극

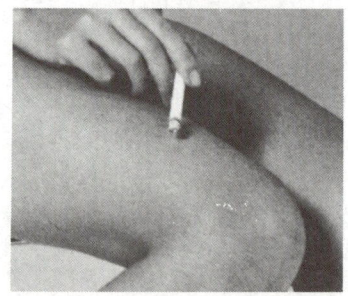
＊담배뜸을 이용한 梁丘의 경혈자극

설사도 다른 병과 같이 만성과 급성 두가지로 나눌 수가 있다. 급성의 발병은 살모넬라균 등의 세균에 의해 식물 속에 생긴 독소에 의한 식중독이나 이질이나 콜레라와 같은 전염병의 감염에 의해 생기는 것이며 발열, 구토, 복통 등 증상도 심하며 생명이 위험할 때도 있어 조기에 치료해야 한다.

위하수나 위의 수술후에 나타나는 만성의 설사나 식물의 알레르기에 의한 설사, 정신적인 긴장이나 스트레스에 의한 신경성의 설사 라면 경혈요법으로 효과를 볼 수 있다.

최근 사무실 근무의 회사원들에게서 흔히 나타나고 있는 것이 과민성대장 증후군이라는 병이다. 이것은 이렇다할 원인도 없고 설사와 변비가 교대로 반복해서 생기는 것이며 가령 설사로 고생한다고 생각한 다음날 변비가 되고 이것이 멈추어지면 또 설사가 되는 식이다. 그 탓인지 역의 화장실이 언제나 대만원이며 화장실 수를 늘려 달라는 민원접수가 부지기수라고 한다.

이것들을 억지로 원인을 말한다면 정신적 스트레스나 운동부족 등일 것이지만 결국은 장의 작용에 이상이 있어서 생기는 병이다.

경혈요법은 그 장의 작용을 조정하는 자율신경을 자극하는 것이므로 설사뿐만 아니라 변비에도 잘 듣는다.

또 설사에 의한 탈수증상 때문에 보리차 등 수분의 보급이 필요할때가 있다. 어쨌든 조기에 의사의 지시를 받아 치료를 받는 것이 제일의 방법이다.

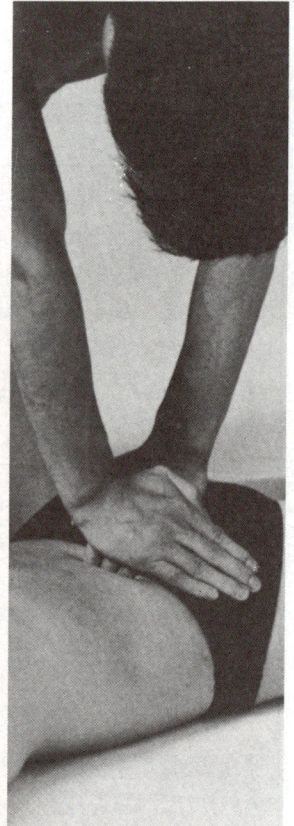
＊겹친 손을 이용한 大腸俞의 경혈자극

눈의 피로

병용경혈
行間75 合谷37 風池85
光明84 肩井51

현대인의 직업병, 안정(眼精) 피로의 특효혈.
객주인(客主人)의 경혈 찾는 법

눈꼬리에서 귀쪽으로 곧바로 그은 선상, 광대뼈 위 끝에서 귀밑털 바로 앞을 누르면 통증을 느끼는 오목한 곳이 있다. 여기가 객주인의 경혈이다. 안경을 낀 사람은 안경테가 닿는 부분인데 손가락으로서의 맛사지, 이쑤시개에 의한 자극이 바람직하다. 손가락의 맛사지의 경우 객주인에서 아래눈썹을 따라 하면 더욱 효과가 크다. 이밖에 양손을 깨끗이 씻고 손바닥의 안쪽, 새끼손가락의 아래 볼록한 부분을 가볍게 맛사지하면 다른 경혈도 자극하고 온엄법(溫罨法)으로도 된다. 또한 미용상의 효과도 있어 눈의 피로를 치료하는 것 외에 미용법으로도 효과를 볼 수 있는 맛사지 법이다.

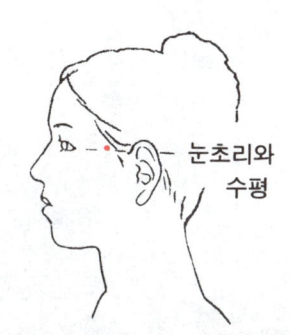
客主人
눈초리와 수평

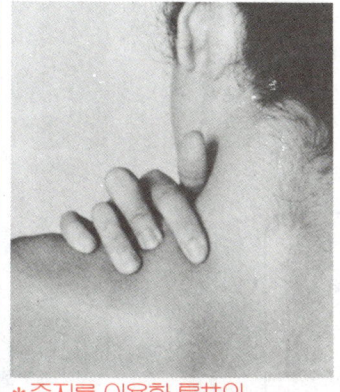
*중지를 이용한 肩井의 경혈자극

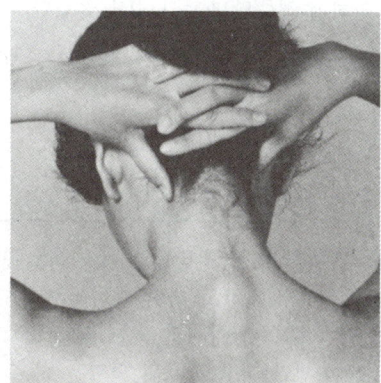
*엄지를 이용한 風池의 경혈자극

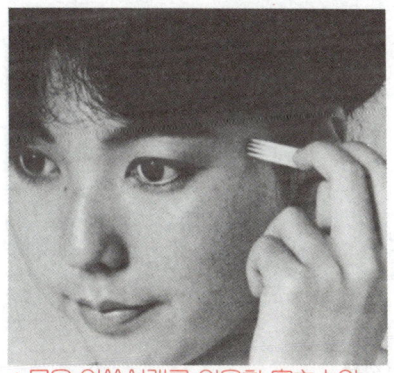
*묶은 이쑤시개를 이용한 客主人의 경혈자극

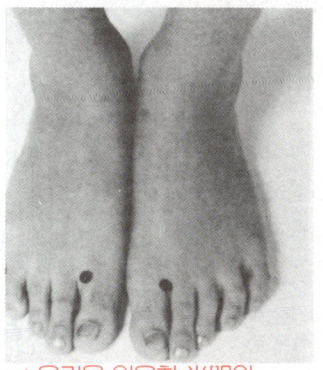
*은립을 이용한 光明의 경혈자극

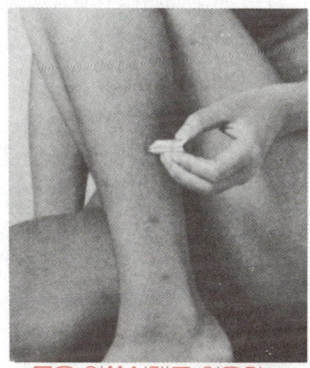
*묶은 이쑤시개를 이용한 光明의 경혈자극

텔레비젼을 너무 오래 보아 생긴 눈의 피로는 물론 최근에는 사무실 자동전산화의 보급으로 컴퓨터의 디스플레이를 하루 종일 보기 때문에 생기는 안정피로가 급격히 높아 심각해지고 있다. 이 직업병적 안정피로는 밥맛이 없고, 빈혈 증세, 어깨굳기, 뒷머리 통증이라는 형태로 나타나기 때문에 다른 병이라 생각하게 되어 언제까지나 완치되지 않고 자율신경 실조증 등이란 생각을 흔히 할 수 있다.

워프로 등을 조작하고 있는 O.L은 사전에 객주인의 경혈을 마사지하는 습관을 익혀두면 좋다.

직접적인 안정피로의 증상으로서는 물건이 흐리게 보이거나 눈을 뜨고 있는 것이 힘들고 눈물이 나오거나 햇빛을 볼 수 없는 등의 증상이 있다. 이럴 때는 마사지외에 온습포도 효과가 있다. 따뜻하게 해서 피돌기를 좋게하는 것이며 결막염과 같은 염증에 의한 눈병은 일단 차게해야 하므로 혼돈하지 말아야 한다.

병용경혈
합곡37 風池85 百會48
客主人83 行間75

가성근시
(假性近視)

조기경혈요법이 완치의 비결
광명(光明)의 경혈 찾는 법

발의 외측 복사뼈 위 5치쯤에 광명의 경혈이 있다. 찾는 법을 자세히 설명하자면 무릎의 바깥쪽 밑에 둥근 뼈 비골소두라는 위치, 여기와 바깥복사뼈를 연결한 선상의 한복판에서 2횡지(둘째와 가운데 손가락의 모은 폭) 밑이 광명의 경혈이 된다. 여기를 뜸 또는 은립등으로 자극한다. 그리고 병용 경혈도 자극함과 동시에 안정피로일 때와 같이 눈주위 부근을 잘 맛사지하거나 따뜻하게 해서 혈액순환을 원활하게 해주면 피로가 쉽게 풀린다.

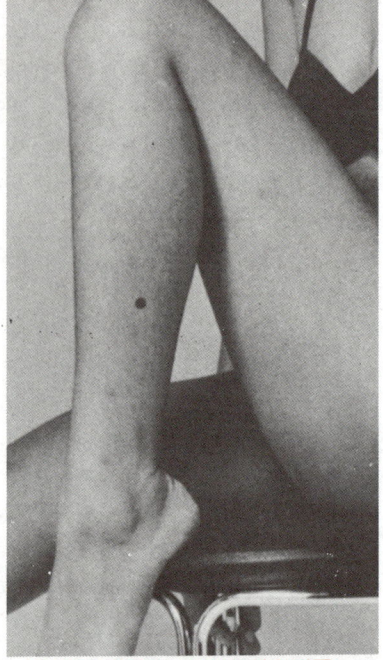
*은립을 이용한 光明의 경혈자극

가성근시는 별명을 毛樣体筋緊張症 또는 학동 근시라고도 하며 특히 국민학교 저학년에게 많이 나타나고 있는 병이다.

사람 눈에서 렌즈의 역할을 하고 있는 것이 수정체이며 친씨대라 불리우는 수백 개의 가는 인대(靭帶)가 실과 같이 상하에 붙어있고 안구의 전면에 매달려 있다. 먼곳을 볼때는 그대로 좋으나 가까운(25cm에서 6m 까지)것을 볼 때는 똑똑히 보이도록 개개의 거리에 맞추어서 수정체의 두께를 바꾸어 촛점을 맞출 필요가 있다. 친씨대에 연관되어 이 조절을 하고 있는 친씨대(氏帶)가 풀리고 수정체가 두껍게 되면 굴절도가 늘어 가깝게 있는 것이 똑똑하게 보인다.

이 모양체근이 피로할때는 일시적으로 기능이 마비 되어 생기는 것이 가성근시이며 특히 지금까지 보이고 있던 먼곳의 물건이 보이지 않게 된다. 이것은 어깨군기나 목군기와 같으며 피로에 의해 혈액 순환이 나빠져서 생기는 것이므로 경혈요법에 의한 치료로 큰 효험을 볼 수가 있다.

가성근시는 그대로 두면 진성근시가 되며 진성근시가 되면 안구 그 자체가 변하게 되므로 경혈요법으로는 치료가 안된다. 그러므로 조기에 경혈요법으로 치료를 하여야 한다. 어린이에게는 부모의 적극적인 협력이 무엇보다도 중요하다.

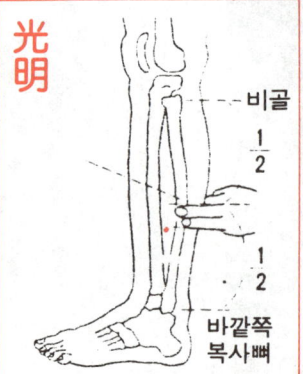

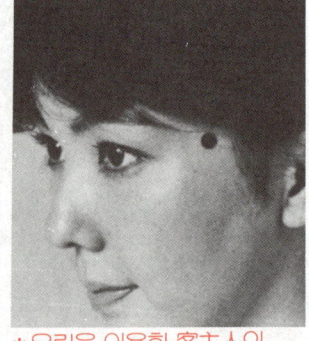
*은립을 이용한 客主人의 경혈자극

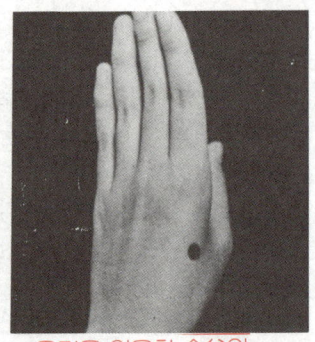
*엄지를 이용한 行間의 경혈자극   *은립을 이용한 합곡의 경혈자극

숙 취

병용경혈
期門 24 中脘 26
百會 48 膈俞 87

빨리 깨어나고 싶은 숙취의 특효혈.
풍지(風池)의 경혈 찾는 법

풍지의 경혈을 찾는데는 다음 두 가지 점을 기준으로 삼아야 한다.

귀와 볼이 붙은 곳 뒷쪽에 V자형으로 볼록하게 나온 뼈(乳樣突起)가 있는데 그 끝이 첫째의 기준이 된다. 그리고 목의 바로 뒤에서 머리를 지탱하고 있는 커다란 두개의 근육(僧帽筋)이 있으며 그 바깥끝에서 두개골(후두골)의 밑 쪽에 해당되는 곳(여기가 목의 굳기 등에 잘듣는 "천주"의 경혈이다)을 제2의 기준으로 삼는다.

풍지의 경혈은 이 두 개의 점 중간에서 머리칼이 돋아난 곳(후두골의 밑)의 들어간 장소가 된다.

풍지의 경혈은 누르는 방향을 바꾸면 눈의 피로에도 효과가 좋다. 양손의 손가락을 껴서 후두부에 돌리고 엄지손가락으로 좌우 양쪽의 경혈을 똑같이 누르면 효과를 볼 수 있다.

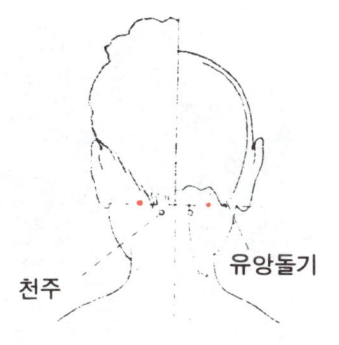
風池
천주 유양돌기

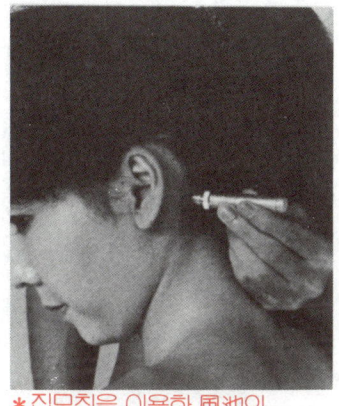
*집모침을 이용한 風池의 경혈자극

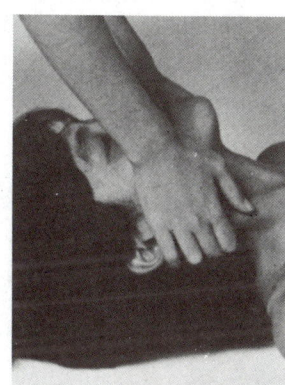
*머리의 무게를 이용한 風池의 경혈자극

술을 마시는 사람은 대체로 경험을 해봤겠지만 숙취에는 미세한 진동이나 사람의 목소리에도 머리가 지끈지끈 아픈 증상이 생겨 견디기가 몹시 힘든 것이다.

숙취의 원인은 물론 정도를 초과한 음주량의 탓도 있지만 사람에 따라서 알콜을 분해하는 산소가 많은 사람과 적은 사람, 또 거의 작동하지 않는 사람으로 구분할 수 있다. 그러므로 숙취를 일으키지 않는 적당량을 자신이 알아두어야 할 필요가 있다. 구미인은 동양 사람에 비해서 일반적으로 이 산소가 많으므로 술에 강하다고 한다. 알콜이 분해된 후에 생긴 아세트알데히드가 혈액속에 남아서 두통 등의 숙취 현상을 일으키는 것이므로 혈액순환을 원활하게 해주는 것이 첫째이다.

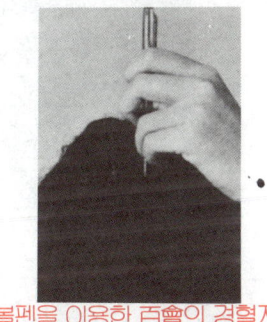
*볼펜을 이용한 百會의 경혈자극

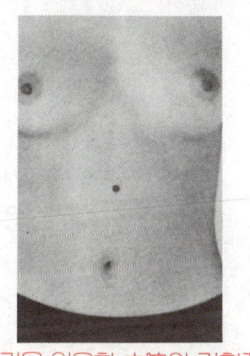
*은립을 이용한 中脘의 경혈자극

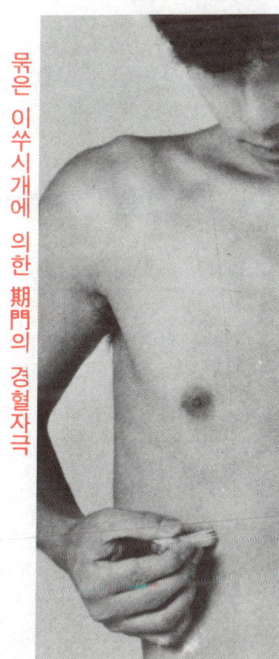
*묶은 이쑤시개를 이용한 期門의 경혈자극

숙 취 신경이 쓰이는 증상의 해소경혈

외출, 여행의 응급처치 경혈

병용경혈
天柱 50   風池 85
肩井 51   陽陵泉 89

잠을 잘못 잔 것(落枕)

잠을 잔 후 목 후두부의 심한 통증에
후계(後谿)의 경혈 찾는 법

새끼손가락 바깥 쪽의 손등을 손목이 달린 곳에서 새끼손가락 쪽으로 향해서 훑어 내려가면 새끼손가락의 관절 부근에서 멈추게 된다. 여기가 후계(後谿)의 경혈이며 구덩이처럼 되어 있는데 누르면 아픔을 느끼는 곳이다. 목을 천천히 돌리면서 둘째 손가락으로 세게 누르면 효과가 있다.

●특효혈—낙침혈(落枕穴) 찾는 법

중국에선 잘 때에 목 자세가 나빠 생긴 목줄기를 낙침이라 하여 낙침의 특효혈을 이용한다.

손가락을 구부려서 주먹을 쥐면 손등의 엄지손가락을 제외한 개개의 손가락 붙은 곳에 둥근 뼈의 돌기(손가락관절)가 생긴다. 낙침혈은 둘째 손가락과 가운데손가락이 붙은 곳에 생기는 이 뼈의 돌기 사이에서 약간 손목쪽에 내려간 곳에 있다. 누르면 심한 통증이 있고 여기를 자극할 때는 목을 움직이면서 행해야 한다.

자극은 손가락이나 이쑤시개의 뒷쪽으로 세게 누르는 것이 좋다.

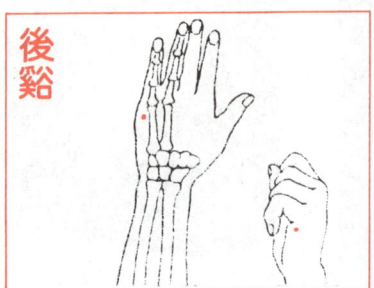

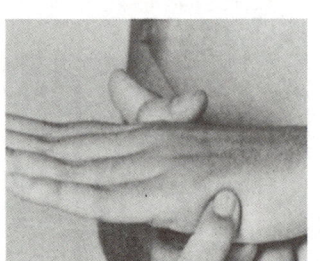
*검지를 이용한 後谿의 경혈자극

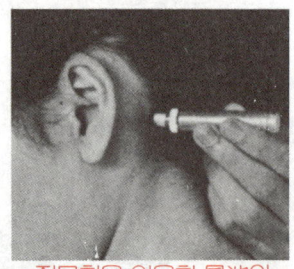
*볼펜을 이용한 落枕穴의 경혈자극

*집모침을 이용한 風池의 경혈자극

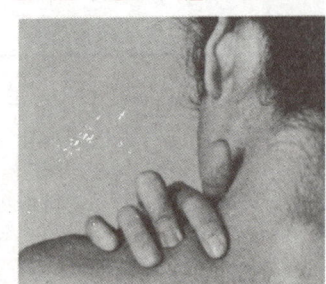
*엄지를 이용한 天柱의 경혈자극

*중지를 이용한 肩井의 경혈자극

아침에 일어나면 목이 아프고 잘 돌아가지 않거나, 뒷 머리에서 어깨에 걸쳐 심한 통증을 느꼈을 때가 종종 있다. 부자연스런 자세로 잤을 때 생기는 현상이며 중국에서는 이것을 낙침이라 한다. 이 낙침과 거의 흡사한 증상은 쿨러의 찬 바람을 쐬었을 때에도 생긴다. 이것은 목줄기의 양쪽 뒤에 있는 증모근 혹은 귀의 뒤에서 쇄골속을 지나는 胸鎖乳突筋이라는 근육이 갑자기 냉각되어 수축해서 혈액의 순환이 제약을 받기 때문에 일어나는 현상이다.

이러한 낙침 증세를 고치는데는 이 수축된 근육을 풀어서 피의 순환을 좋게 하여야 한다. 더운 물수건으로 목줄기를 덥게 하면서 경혈치료를 해주면 금방 낫는다.

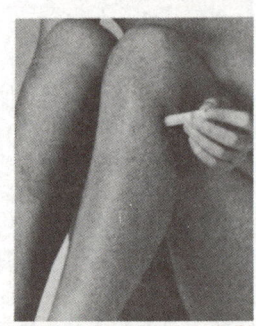
*묶은 이쑤시개를 이용한 陽陵泉의 경혈자극

병용경혈
内關62 膻中80

딸꾹질

이유도 없이 생기는 딸꾹질이 뚝 멈춘다.
격유(膈俞)의 경혈 찾는 법

우선 등의 좌우 견갑골 하단을 잇는다. 그 선과 등골의 만나는 곳의 약간 상단이 제7흉추와 제8흉추의 가운데가 된다. 여기에서 좌우에 각각 2횡지(둘째와 가운데손가락을 모은 폭)의 곳이 격유(膈俞)의 경혈이다. 누르면 견디기 어려운 통증을 느끼는 곳이다. 자극법으로서는 집모침으로 꼭꼭 찌르거나 엎드려서 양손을 겹쳐 좌우의 경혈을 누르는 것을 반복하면 된다.

膈俞
제7흉추 극돌기

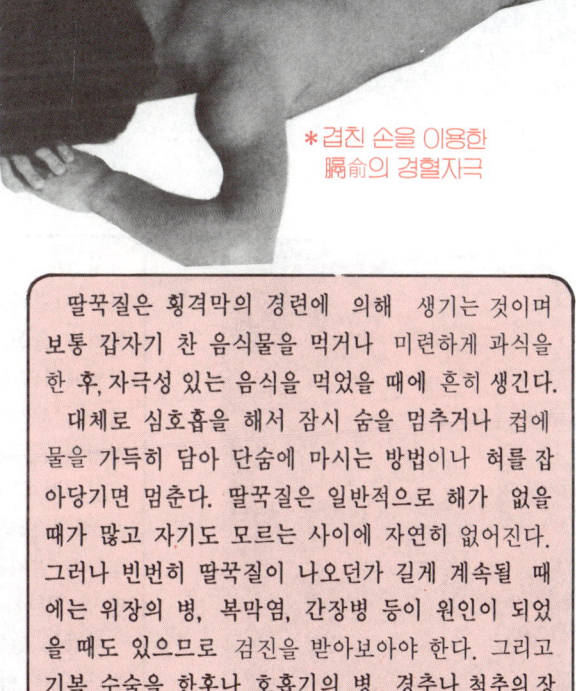

*겹친 손을 이용한 膈俞의 경혈자극

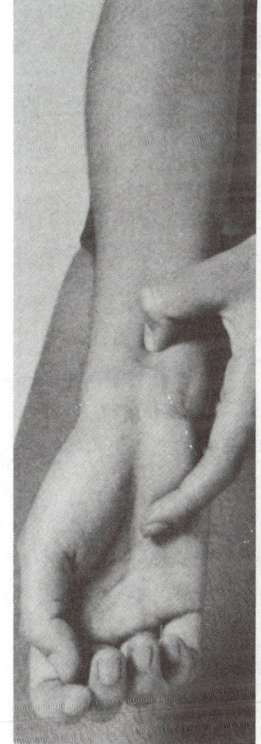

*엄지를 이용한 内關의 경혈자극

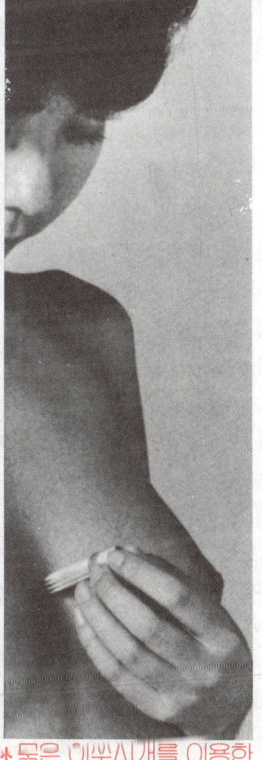

*묶은 이쑤시개를 이용한 膻中의 경혈자극

딸꾹질은 횡격막의 경련에 의해 생기는 것이며 보통 갑자기 찬 음식물을 먹거나 미련하게 과식을 한 후, 자극성 있는 음식을 먹었을 때에 흔히 생긴다. 대체로 심호흡을 해서 잠시 숨을 멈추거나 컵에 물을 가득히 담아 단숨에 마시는 방법이나 혀를 잡아당기면 멈춘다. 딸꾹질은 일반적으로 해가 없을 때가 많고 자기도 모르는 사이에 자연히 없어진다. 그러나 빈번히 딸꾹질이 나오던가 길게 계속될 때에는 위장의 병, 복막염, 간장병 등이 원인이 되었을 때도 있으므로 검진을 받아보아야 한다. 그리고 기복 수술을 한후나 호흡기의 병, 경추나 척추의 장애로 인해서 생기기도 한다.
이유없이 딸꾹질을 너무 길게 계속하게 되면 의사의 진료를 받는 것이 좋을 것이다. 원인도 모르고 앞에 말한 간단한 치료법으로도 멈추지 않으면 격유의 경혈을 자극해 본다. 신비스러울 정도로 뚝 멎는 수가 있다.

차멀미

＊병용경혈＊
中脘26 商丘81
內關66 百會48

모든 멀미의 즉효혈
내정(內庭)의 경혈 찾는 법

내정(內庭)은 두번째 발가락과 셋째 사이에 있다. 둘째와 셋째발가락의 밑부분 둘째발가락의 뼈를 누르면 짜릿한 통증이 있는 곳이 내정이다. 멀미를 하는 사람은 차, 배에 오르기 전에 내정의 경혈에 은립을 붙여 두면 효과를 본다. 또 멀미를 할 것 같다고 생각되면 담배뜸(담배불을 갖다 대고 뜨거우면 떼는 식의 동작을 반복한다)을 뜨면 희한할 정도로 상쾌한 기분이 된다.

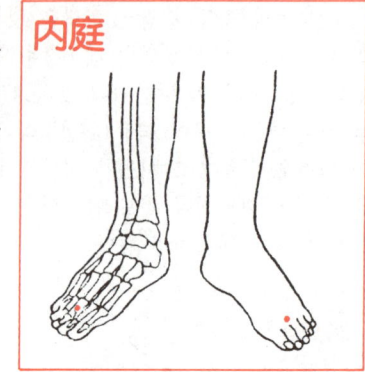

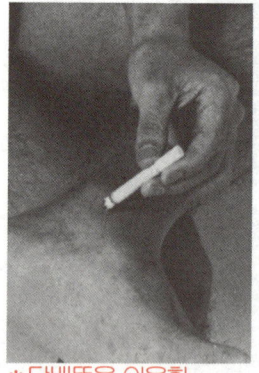
＊담배뜸을 이용한 商丘의 경혈자극

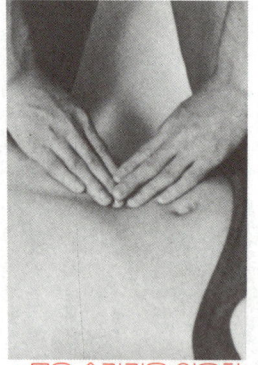
＊모은 손가락을 이용한 中脘의 경혈자극

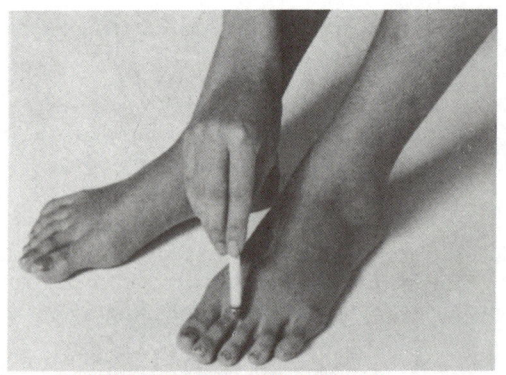
＊담배뜸을 이용한 內庭의 경혈자극

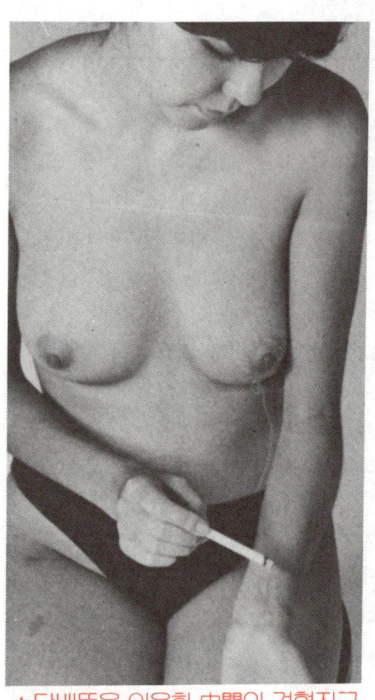
＊담배뜸을 이용한 內關의 경혈자극

차멀미는 귀속에 있는 「미로(迷路)」라는 평형감각을 관할하는 기관과 깊은 관계가 있다. 머리를 아래 위로 움직이거나 돌리는 운동, 즉 머리가 심하게 흔들리면 그 가속도의 변화가 미로에서의 평형감각을 혼란시켜 또한 뇌에 있는 구도의 중추를 자극해서 구토를 느끼게 하며 실제로 토하게 된다. 안색이 창백해지는 것은 혈압이 내려가 맥박이 약해지기 때문이다.

컨디션이 나쁠때, 특히 위가 나쁘거나 수면부족일 때는 멀미를 쉽게 느끼게 된다. 또 정신적인 것도 크게 작용하여 전에 심하게 멀미를 한 경험이 있어서 멀미를 하지 않을까 걱정하면 멀미를 하게 될 확률이 많다.

예방도 만일 멀미를 했을 때의 대비이지만 옆으로 편하게 누워 될수록 머리의 동요를 적게하는 자세를 취하거나 눈을 감고 마음을 진정시킬 것 등이다. 책을 읽거나 창밖을 내다보는 것은 좋지가 않다.

차멀미에 잘 듣는 약도 많지만 갑자기 당했을 때나 약이 없을때 또 예방에도 내정의 경혈을 알아두고 자극하기 바란다. 실제로 토하고 있을 때는 상구(商丘)의 경혈을 첨가해서 자극하면 효과를 얻을 수가 있다.

병용경혈
湧泉 40 行間 75

쥐가 났을 때

운동중 돌연히 쥐가 났을 때의 처방
양릉천(陽陵泉)의 경혈 찾는 법

철저하게 준비운동을 했는데도 수영을 하다보면 갑자기 근육이 당기는 등 쥐가 나는 수가 있다. 깊은 물에서 이런 변을 당하면 누구나 당황하기 쉽고 심지어는 생명을 잃는 경우도 흔히 있는 일이다. 만일 그런 경우를 당한다면 침착성을 잃지 않는 것이 제일 중요하다. 그리고 밑에 설명한 방법으로 경혈을 눌러 자극을 주는 것이 무엇보다도 중요하다고 하겠다.

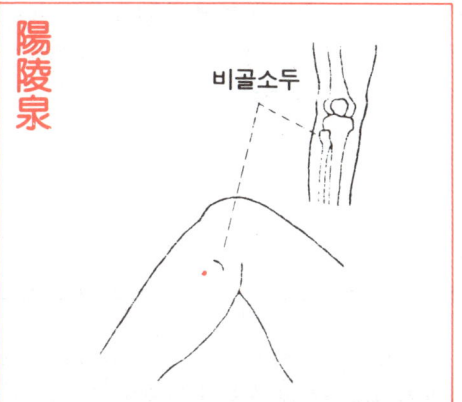
陽陵泉
비골소두

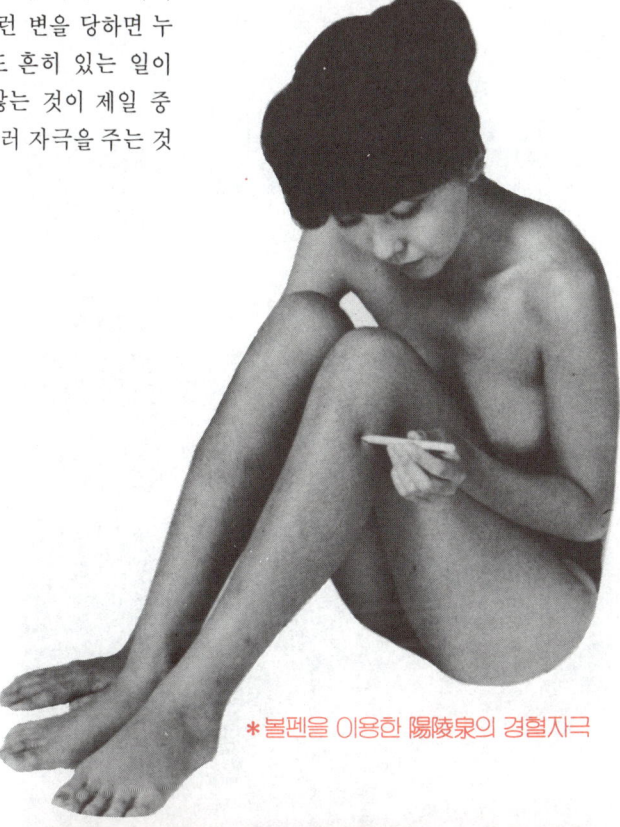
* 볼펜을 이용한 陽陵泉의 경혈자극

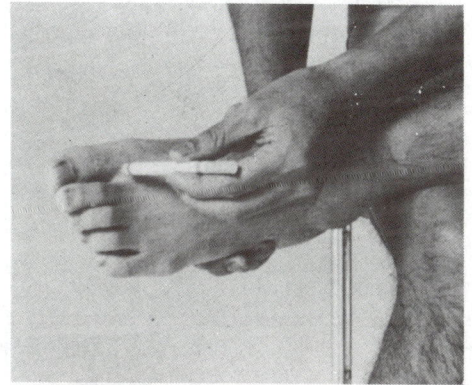
* 담배뜸을 이용한 行間의 경혈자극

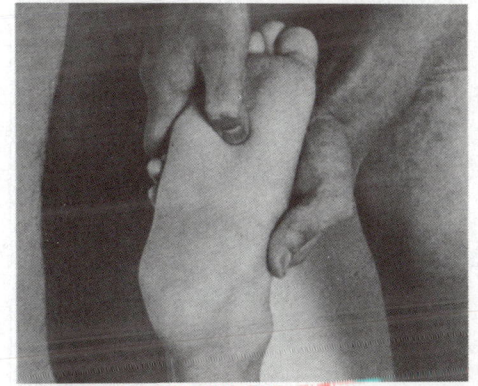
* 엄지를 이용한 湧泉의 경혈자극

수영중에 종아리의 근육이 경련하며 몸에 쥐가나서 위험한 일을 당할 뻔한 사람이 의외로 많다. 특히 바다의 경우 약간 깊은 곳에 들어가면 물이 갑자기 차가와져 근육이 긴장하여 쥐가 나기 쉬우므로 주의하여야 한다. 쥐가나는 원인은 주로 피로이며 종아리에 한한 것이 아니라 넓적다리의 뒤나 발바닥이든가 등에, 잠잘때 혹은 오래 앉아있다가 서려고 할 때에 잘 나타난다.

쥐가 났을 때에는 근육이 경련하고 있는 장소를 만지거나 쥘려고해도 아파서 할 수가 없고 문지르거나 두들기면 도리어 아픔을 더욱 느낄 때가 있다. 우선 양릉천의 경혈을 세게 눌러주기 바란다. 아픔이 심하고 발을 움직일 수 없을 때는 반대쪽 발의 양릉천을 강하게 자극하면 쉽게 낫는다. 운동 경기를 할 때 발에 경련이 생긴 선수가 가슴의 핀을 사용해서 경혈을 자극하여 완주한 실례도 얼마든지 있다.

또 옆에 있는 사람에게 부탁하여 엄지발가락을 천천히 돌리도록 하는 것도 좋은 자극 방법이다.

생활용품을 사용한 경혈자극

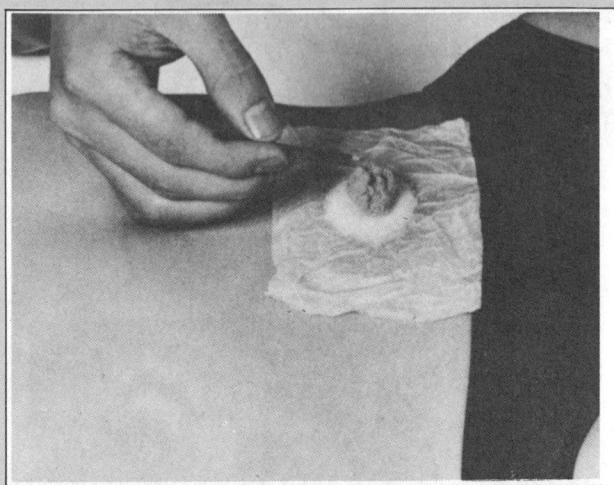

＊적신 종이, 식염, 해초

우선 적신 종이를 배꼽위에다 펼쳐 놓는다. 그리고 배꼽이 있는 부분의 종이위에 소금을 올려놓고 다시 그위에 해초를 놓고 뜸을 뜬다. 이 방법은 어린이가 중독을 일으켰을때 하면 큰 효과를 볼 수 있다. 또 마늘이나 생강즙으로 종이를 적시고 그위에서 뜸을 뜨면 물을 적셨을 때 보다 효과적이다.

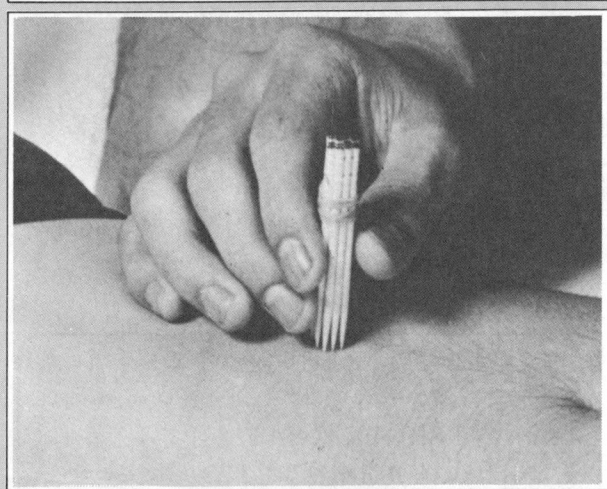

＊묶어서 이쑤시개를 사용한다.

쉽게 구입할 수 있는 이쑤시개를 15~16개 모아서 고무줄로 묶는다 뾰족한 쪽으로 경혈을 가볍게 여러번 찌르는데 자극이 너무 심할때는 반대쪽 둥근쪽으로 찌르면 된다. 침요법과 비슷한 효과를 얻을 수가 있다.

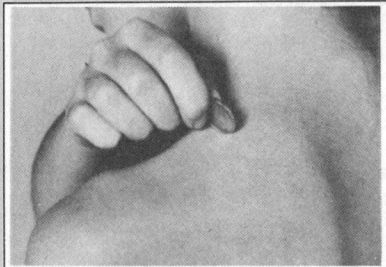

＊동전을 사용해서

어깨군기나 목군기 또는 두통 등에 듣는 天宗, 肩井, 天柱 등의 목에서 어깨에 걸쳐있는 경혈을 직접 자극할 때는 사진과 같이 10원 동전 100원 동전의 가장자리로 자극하면 쉽게 낫는다. 팔에 있는 경혈이나 발의 경혈도 같은 방법으로 자극하면 좋을 것이다.

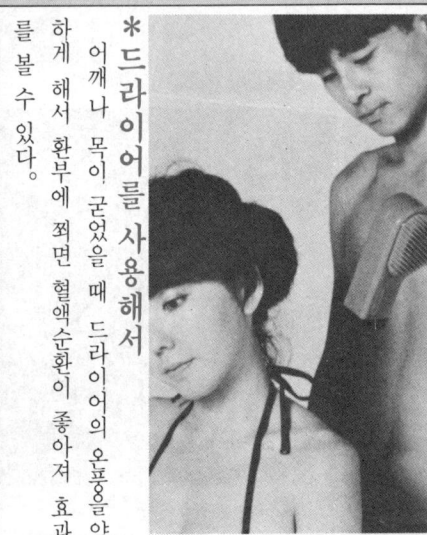

＊드라이어를 사용해서

어깨나 목이 굳었을 때 드라이어의 온풍을 약하게 해서 환부에 쬐면 혈액순환이 좋아져 효과를 볼 수 있다.

* 옷솔을 사용해서

첫솔의 경우와 같으며 등 또는 배 등의 넓은 부분을 문지르는 데 사용한다.

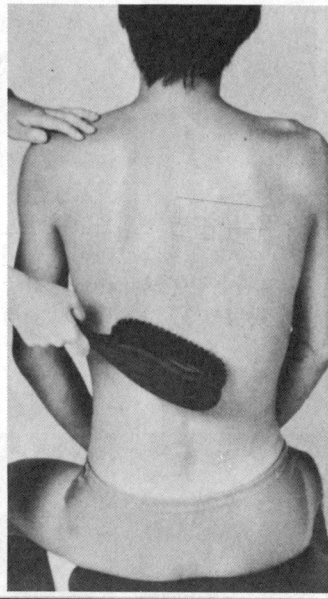

* 담배를 사용해서

차멀미나 구토, 또는 치통이나 종기의 통증을 없애는 데에는 담배뜸이 이상적이다. 담배불을 경혈에 접근시켜 뜨거우면 멀리한다. 똑같이 반복하면 담배불이 꺼지므로 다시 붙여서 계속한다.

* 볼펜을 사용해서

쥐가 났을때의 양릉천과, 토하고 싶을 때의 상구의 경혈 등 응급의 자극에 편리하다. 여러쪽으로 각도를 바꾸어서 강하게 눌러 주면 된다.

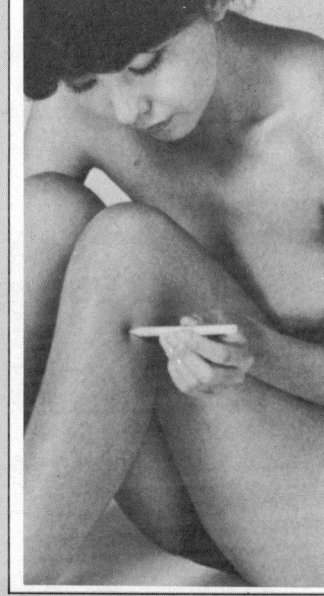

* 스냅을 사용해서

스냅의 나온부분을 반창고에 붙여서 사용한다. 매일 바꾸어 붙이며 이때 2~3 mm씩 옮겨서 붙이면 더욱 효과적이다.

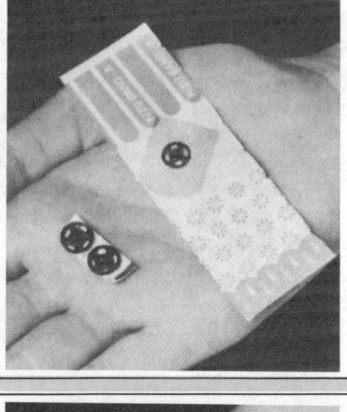

* 은단을 사용해서

스냅과 같이 은단을 반창고에 붙여서 장시간 사용하면 점압(点圧)의 효과가 기대되며 만성병에 효과적이다.

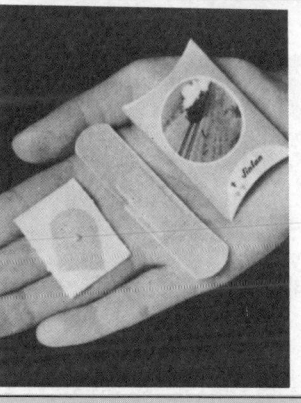

* 치솔을 이용해서

체질적으로 「치기가 강하다」든가 신경과민 혹은 허약체질인 유아의 체질개선에 적당하다. 첫솔의 털은 연한것이 좋고 팔의 안쪽을 같은 방향으로 빨리 문질러준다.

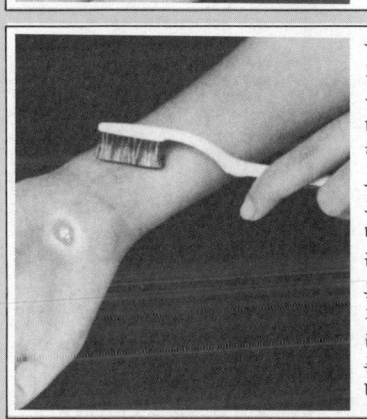

생활용품을 사용한 경혈자극

즉효경혈 60혈 색인

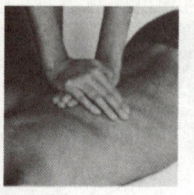
膈俞·87
딸꾹질 감기 동계·숨차기 흉통 늑간신경통 숙취 간장병

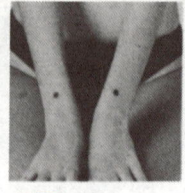
外關·65
손이나 손가락 마비 어깨굳기 40肩·50肩 팔꿈치통·팔마비

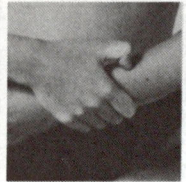
溫溜·64
치통 손가락저림 어깨굳기 목굳기 두드러기

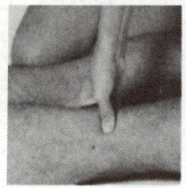
委中·60
좌골신경통 목 굳기 허리통 무릎통

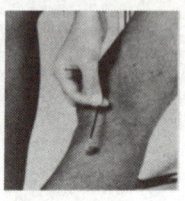
足三里·18
＊기본조정점
두통·머리가 무겁다. 치통 만성위통 흉통 늑간신경통 식욕부진 소화불량 축농증

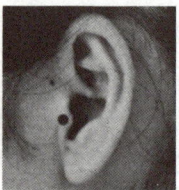
飢點·77
금연과 비만

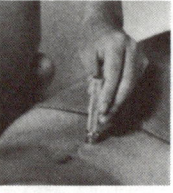
氣海·70
정력증강 저혈압·빈혈 식욕부진 만성위통 냉성 피로·기억력 감퇴

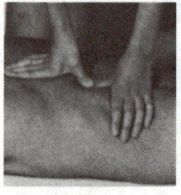
肝俞·16
＊기본조정점
마음의 조바심 저혈압·빈혈 간장병 숙취 불면증 가성근시 안정피로

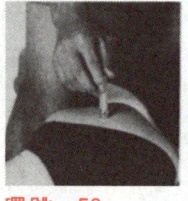
環跳·58
다리관절의 통증 허리통

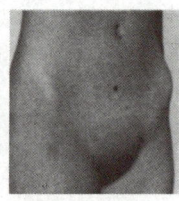
關元·36
여드름·부스럼 두드러기 소화불량·구토 생리통

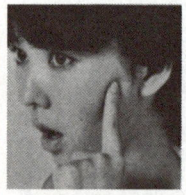
下關·54
얼굴통증·삼차신경통 치통 안면마비 턱 관절염

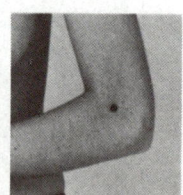
曲池·56
팔꿈치, 팔통증 저림 목굳기 손끝저리기

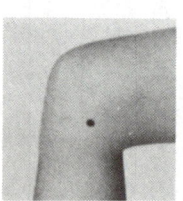
曲泉·52
무릎통증 간장병 요도염 소변이상 마음의 조바심

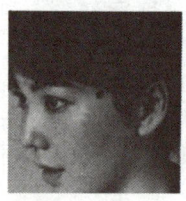
客主人·83
눈피로 어지러움증 가성근시 두통·머리 무거움증 三叉신경통

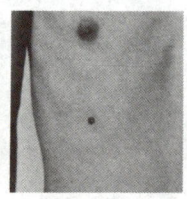
期門·24
간장병 흉통·늑간신경통·두드러기 숙취

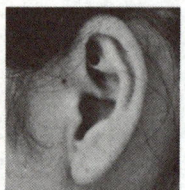
交感·77
금연과 비만

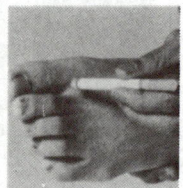
行間·75
불면증 쥐난 것 간장병 가성근시 야뇨증·소변이상 임포텐쯔 눈피로

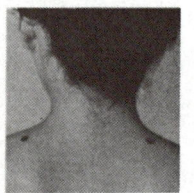
肩井·51
어깨굳기 목굳기 40肩·50肩 눈피로 귀로 귀울림 잠잘못잠 고혈압 팔꿈치통·팔마비

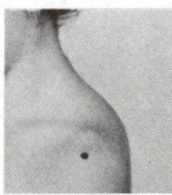
肩髃·34
두드러기 40肩·50肩 여드름·부스럼 손끝저림 팔꿈치통·팔저림

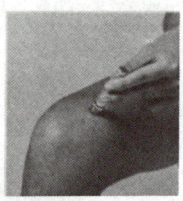
血海·38
생리불순 다리관절의 통증 무릎통증 치질 구토 갱년기 장애 생리통

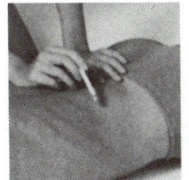 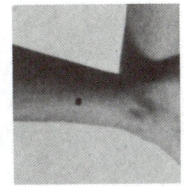 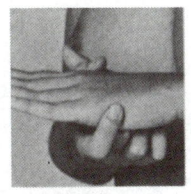 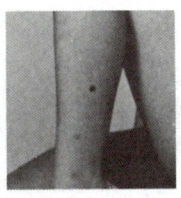 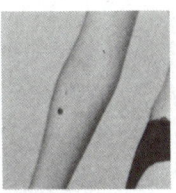 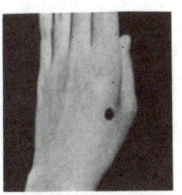

志室 · 67
피로 · 기억력감퇴 여드름 · 부스럼 천식 두드러기 허리통 냉성 정력증강 불감증 임포텐쯔

三陰交 · 66
생리통 여드름 · 부스럼 무릎통증 생리불순 냉성 불감증 발붓기 · 열

後谿 · 86
잠잘못잠 목군기 40肩 · 50肩 손끝저림

光明 · 84
가성근시 눈피로 쥐남, 백내장 좌골신경통

孔最 · 35
치질 팔꿈치통 · 팔마비, 기침 · 목통증, 소아의 허약체질 목쉰소리

合谷 · 37
얼굴부스럼 여드름 부스럼 삼차신경통 눈피로 축농증 치통 두드러기 손끝마비 가성근시 목통증

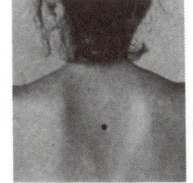 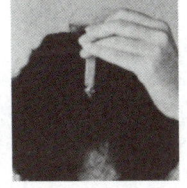 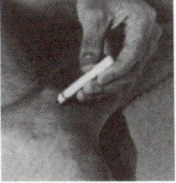 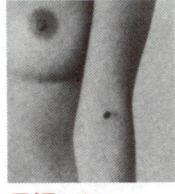 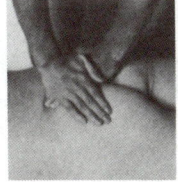 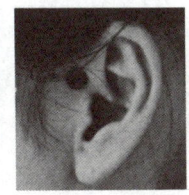

身柱 · 43
밤울보 · 간기 감기 천식 불면증 야뇨증 · 소변이상 허약체질

上星 · 33
축농증 · 알레르기성비염 두통. 현기증

商丘 · 81
소화불량 · 구토 차멀미 식욕부진

尺沢 · 63
기침 · 목통증 감기 천식 팔꿈치통 · 팔마비 축농증

次髎 · 72
불감증 변비 설사 좌골신경통 치질 생리통 냉성 야뇨증 소변이상 임포텐쯔 생리불순

耳門 · 79
귀울림 현기증 만성귀질환 난청 턱관절염

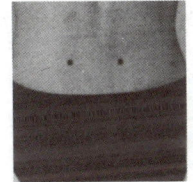 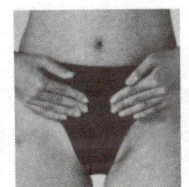 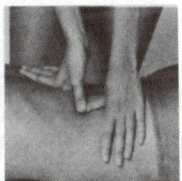 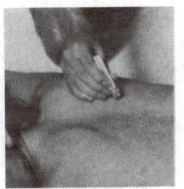 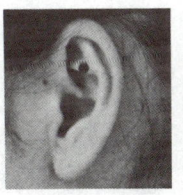 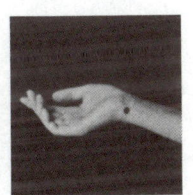

大腸俞 · 46
허리통 · 뻗다리 변비 설사 다리관절통 좌골신경통 치질 생리통

大赫 · 74
임포텐쯔 생리불순 불감증 야뇨증 · 소변 이상 부인과 질환에서 오는 허리통

腎俞 · 17
＊기본조정법 고혈압 저혈압 · 빈혈 귀울림

心俞 · 32
저혈압 · 빈혈 천식 동계 · 숨차기 고혈압

神門(귀) · 77
금연과 비만 마음의 조바심

神門 · 68
마음의 조바심 동계 · 숨차기 저혈압 · 빈혈 불면증 식욕부진 변비

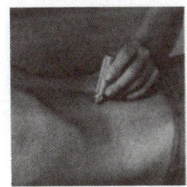 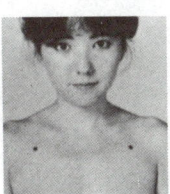 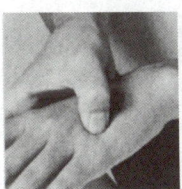 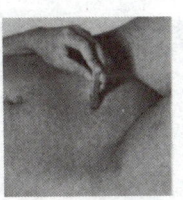 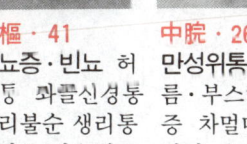 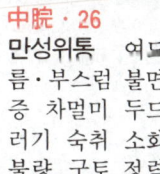 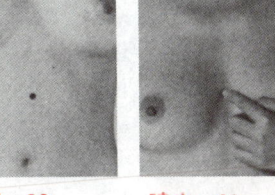

天樞 · 76
식욕부진 만성위통 변비 실사 소화불량 구토

中府 · 28
천식 감기 기침 기관지염 유선염 구도

中渚 · 77
현기증 · 어지러움증 삼차 신경통 귀울림 손끝 저림 차멀미

中樞 · 41
야뇨증 · 빈뇨 허리통 좌골신경통 생리불순 생리통 불감증 임포텐쯔 정력증강

中脘 · 26
만성위통 여드름 · 부스럼 불면증 차멀미 두드러기 숙취 소화불량 구토 정력증강 간장병 식욕부진

膻中 · 80
등계 · 숨차기 저혈압 · 빈혈 가슴통 · 늑간 신경통 천식 딸꾹질 젖부족

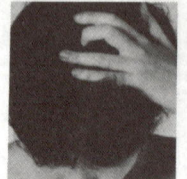
百會 · 48
두통 · 머리무거움증 숙취 조바심 현기증 고혈압 저혈압 빈혈 불면증 차멀미 치질 가성근시 야뇨증 밤울기.

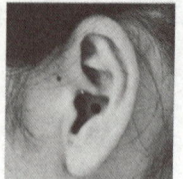
肺 · 77
금연과 비만

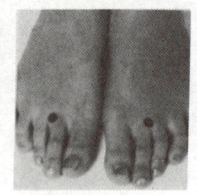
內庭 · 88
차멀미 소화불량, 구토

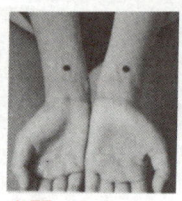
內關 · 62
가슴통 · 늑간신경통 마음의 조바심 동계 숨차기 차멀미 소화불량 구토 손끝저림 금연과 비만 딸꾹질.

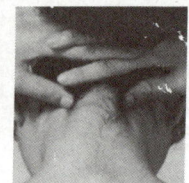
天柱 · 50
목굳기 두통 · 머리무거움 현기증 축농증 어깨굳기 40肩·50肩 잠잘못잠 고혈압.

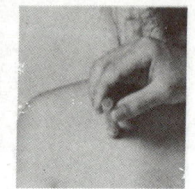
天宗 · 44
40肩·50肩 어깨굳기 목굳기 테니스팔꿈치 팔꿈치통 유즙부족 천식 배근통

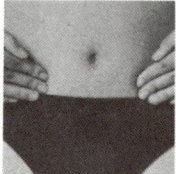
復結 · 30
변비 설사 붓기

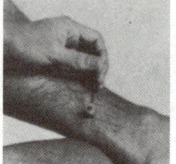
復溜 · 39
냉성 귀울림 저혈압·빈혈 정력증강 피로 · 기억력감퇴 임포텐쯔

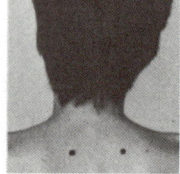
風門 · 22
감기 어깨굳기 기침 천식 비염

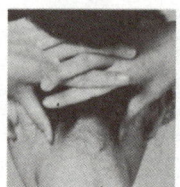
風池 · 85
숙취 두통·머리무거움증 눈피로 축농증 목굳기 기침·목통증 잠잘못잠(落枕) 불면증 가성근시 감기

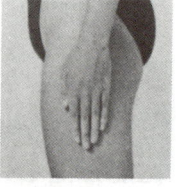
風市 · 20
고혈압 다리관절통 무릎관절통 허리통 하지통증 발의 마비

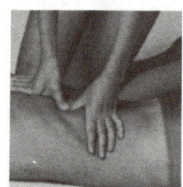
脾俞 · 16
＊ 기본조정점
저혈압·빈혈 만성위통 소화불량 위궤양 당뇨병 구토 붓기

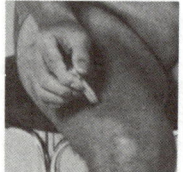
梁丘 · 82
설사 무릎통 기침 · 목통증 만성위통

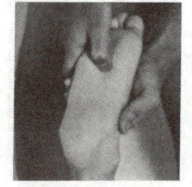
湧泉 · 40
발붓기, 열 마음의 조바심 쥐나기

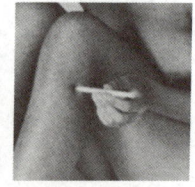
陽陵泉 · 89
쥐일어나기 잠잘못잠(落枕) 다리관절통 허리통 좌골신경통 무릎통 생리불순 발의 붓기·열 삼차신경통

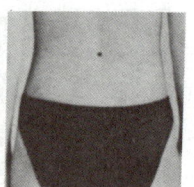
命門 · 42
허약체질 밤울기·간기증 정력증강 허리통 생리불순

＊ **특효혈**

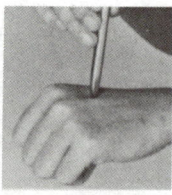
落枕穴 · 86
잠잘못잠(落枕)

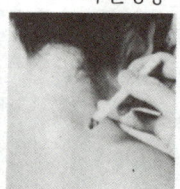
治喘 · 28
천식

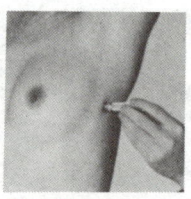
腋下點 · 62
가슴통 · 늑간신경통

＊본문에 소개된 것 이외의 질병에 대한 특효혈도 넣었다.

- 監修者 -

丁 種 善

· 원광대학교 한의과 졸업
· 한의학석사 취득(부인과 전공)
· 재단법인 보화당한의원장 역임
· 현재 정한의원장

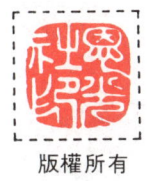

版權所有

컬러사진 해설판

즉효 60경혈

2008년 1월 25일 초판 발행
2017년 8월 1일 3판 인쇄

저 자/고목건태랑
감수자/정종선
발행자/김종진
발행처/은광사

등록번호/제18-71호
등록날자/1997년 1월 8일
서울시 중랑구 망우동 503-11호
전화:764-1258, 팩스:763-1258

※ 잘못된 책은 바꾸어 드립니다.

정가 8,000원